HAWLIK, AKUPUNKTUR KOMPENDIUM

AKUPUNKTUR KOMPENDIUM

von
Dr. Friedrich HAWLIK

Ein Exzerpt für Klinik und Praxis in deutscher Sprache
aus „An Outline of CHINESE ACUPUNCTURE" herausgegeben von
der Akademie für Traditionelle Chinesische Medizin, Peking 1975

Analgesie-Punktegruppen (Körper und Ohr) für 14 verschiedene Operationsfälle –
64 Fallbeispiele aus allen Gebieten der Medizin, Stimulationsmethode bei Kinderlähmungsspätfolgen – Fadenimplantation – Techniken und Methoden – Punkteselektion und weitere Kapitel geben einen komprimierten Einblick in die aktuelle chinesische Akupunkturpraxis und werden durch 16 Tafeln sowie 31 Abbildungen ergänzt.

1976

VERLAG WILHELM MAUDRICH · WIEN – MÜNCHEN – BERN

ALLE RECHTE, INSBESONDERE DAS DER
ÜBERSETZUNG IN FREMDE SPRACHEN, VORBEHALTEN
COPYRIGHT 1976 BY VERLAG FÜR MEDIZINISCHE WISSENSCHAFTEN
WILHELM MAUDRICH WIEN
FILMSATZ UND OFFSETDRUCK: FERDINAND BERGER & SÖHNE OHG, HORN, NÖ.
PRINTED IN AUSTRIA
ISBN 3 85175 280 5

VORWORT

Die V. R. CHINA ist seit ihrer Gründung bemüht, den Standard der Akupunktur in Theorie und Praxis, mit der westlichen Medizin, kooperativ auf ein hohes Niveau zu bringen.
Die Institutionen für Übersetzungen vermitteln die Erfahrungen der chinesischen Medizin in Weltsprachen.
Für das vorliegende Kompendium kamen einige Kapitel aus „An Outline of Chinese Acupuncture" als informativer Beitrag in deutsch, in gekürzter Form zur Auswahl.

Friedrich Hawlik

Die künstlerische Gestaltung des Bucheinbandes besorgte in uneigennütziger, dankenswerter Weise das Foto – Grafik – Studio West, Wien 1030

INHALTSÜBERSICHT

Seite

Vorwort	V
Inhaltsübersicht	VI
Inhaltsangabe	VII
I. Preface	1
II. Einführung	3
III. Kurzes Repetitorium der Meridiantheorie	7
IV. Techniken und Methoden	41
V. Punkteselektion	57
VI. 65 Fallbeispiele	77
VII. Analgesie: 14 Operationsbeispiele für Punktegruppen	115
VIII. Die Faden-Methode	125
IX. Die Punkt-Injektion	127
X. Kinderlähmungsspätfolgen: Methode der starken Stimulation	129
XI. Die Behandlung mit der Kopfnadel	135
XII. Kurzhinweise zur Ohrakupunktur	139
XIII. Nachwort	143
XIV. Indikationsverzeichnis	145
XV. Literatur	155

INHALTSANGABE

	Seite
VORWORT	V
INHALTSÜBERSICHT	VI
INHALTSANGABE	VII

I. PREFACE 1
Der Originaltext erläutert die Aufgliederung des Inhaltes der „OUTLINES"
und den Grund für die Veranlassung einer Herausgabe

II. EINFÜHRUNG 3

III. KURZES REPETITORIUM DER MERIDIANTHEORIE 7
   A) Jing Luo: Meridiane und Kollaterale 7
      Die Namen der Meridiane (deutsch) 7
      Die Namen der Meridiane (englisch) 8
      Die Namen der Meridiane (französisch) 8
    1. Die 12 regulären Meridiane 9
      a) Ihre Bezeichnung in der chinesischen Medizin 9
      b) Die Zirkulationsrichtung und die Verbindungen der Meridiane 9
      c) Die „innen–außen" Beziehung der Meridiane 10
      d) Die Wiedergabe der Meridianverläufe und deren Verzweigungen 10
      e) Übersicht der Punktefolge nach östlicher und westlicher Auffassung ... 10
    2. Die 8 Extra-Meridiane 12
      a) Ihre Namen 12
      b) Die Wiedergabe der Meridianverläufe 12
   B) Meridianpathologie 35
    1. Die 12 regulären Meridiane 35
      a) Die Beziehung zwischen Meridianverläufen und pathologischen Veränderungen ... 35
      b) Die Beziehung zwischen inneren Organen und pathologischen Veränderungen ... 35
      c) Pathologische Meridiansymptome 36
    2. Die 8 Extra-Meridiane 37

C) Die Punkte	39
a) Klassifikation	39
b) Therapeutische Eigenschaften	39
c) Tabelle der therapeutischen Properität	40

IV. TECHNIKEN UND METHODEN ... 41

Allgemeines ... 41

1. Insertion und Manipulation ... 42
   a) Fingerdruckmethode ... 42
   b) Langnadel – Methode ... 42
   c) Methode des raschen Einführens ... 42
   d) Das Anheben einer Hautfalte ... 42
   e) Lockere Hautstellen ... 42

2. Nadelmanipulation nach erfolgter Insertion ... 42
   a) Anheben – Einsenken ... 42
   b) Rotationsmethode ... 44
   c) Synchrones Heben-Senken und Rotieren ... 44
   d) „Nadelkratzen" ... 44
   e) Nadelvibration ... 44

3. Schmerzursachen und ihre Vermeidung ... 44

4. Die Manipulationsmethode von BU und XIE ... 45
   a) SHI – Naturen ... 45
   XU – Naturen ... 45
   b) Regel für die Behandlung von Xu und Shi ... 46
   c) Standardmethode ... 46

5. DE QI ... 47
6. Richtung und Tiefe der Nadelinsertion ... 48
7. Verweildauer ... 50
8. Zwischenfälle ... 50
9. Andere Akupunkturmethoden ... 52
   (1) Die Dreikant-Nadel ... 52
   (2) Die „Pflaumenblüten-Nadel" ... 53
   (3) Die Elektro-Nadeln ... 55
   (4) Die Intradermal-Nadel ... 56
10. Moxibustion ... 56
11. Schröpfmethode ... 56

V. REGELN FÜR DIE PUNKTESELEKTION ... 57

Anamnese ... 57

Diagnose ... 57

1. Selektion distaler Punkte ... 58
2. Selektion lokaler und angrenzender Punkte ... 58
3. Selektion symptombezogener Punkte ... 58
4. Selektion spezifischer Punkte ... 58

	Seite
5. Selektion von Punkten, die der Innervation entsprechen	61
Tabellen zur Punkteselektion	62

VI. 65 FALLBEISPIELE ... 77

A) INTERNE ... 77

1. Influenza, Erkältung ... 77
2. Bronchitis ... 77
3. Asthma bronchiale ... 78
4. Hitzschlag, Sonnenstich ... 79
5. Schmerzen im Magenbereich ... 79
6. Zwerchfellspasmus ... 80
7. Hepatitis infectiosa ... 80
8. Enteritis, Dysenterie ... 81
9. Herzbeschwerden ... 81
10. Hypertension ... 82
11. Schock ... 82
12. Nackensteife ... 83
13. Malaria ... 83
14. Arthritis ... 84

B) CHIRURGIE ... 86

1. Lumbalgie ... 86
2. Schulterschmerzen ... 86
3. Ellbogenschmerzen ... 87
4. Sehnenscheidenerkrankung ... 87
5. Verrenkung, Verstauchung der unteren Extremität ... 88
6. Cholecystitis ... 88
7. Mastitis ... 89
8. Erysipel ... 89
9. Furunkel ... 89
10. Lymphangitis ... 90
11. Struma, Hyperthyreose ... 90
12. Haemorrhoiden ... 91
13. Rectumprolaps ... 91
14. Urticaria ... 92

C) GYNÄKOLOGIE ... 93

1. Irreguläre Menstruation, Amenorrhoe ... 93
2. Pelvicopathie ... 93
3. Uterusprolaps ... 94
4. Vomitus matutinus ... 94
5. Lageanomalie des Fetus ... 94
6. Verlängerte Wehen ... 94
7. Laktationsmangel ... 95

D) PÄDIATRIE ... 96

1. Pertussis ... 96
2. Infantile Malnutrition ... 96
3. Akute kindliche Krampfanfälle ... 97

		Seite
4. Chronische Krampfzustände		97
5. Parotitis		98
6. Poliomyelitis		98

E) AUGEN, HNO, ZAHN 100
    1. Conjunctivitis 100
    2. Myopie 100
    3. Opticusatrophie 100
    4. Tonsillitis, Pharyngitis 101
    5. Rhinitis et Sinusitis chronica 101
    6. Zahnschmerzen 102
    7. Taub-Stummheit 102

F) NEUROLOGIE, PSYCHIATRIE 105
    1. Apoplexie 105
    2. Paraplegie 106
    3. Epilepsie 106
    4. Kopfschmerzen 107
    5. Trigeminusneuralgie 108
    6. Facialisparese 108
    7. Intercostalneuralgie 109
    8. Ischias 109
    9. Polyneuritis 110
   10. Neurasthenie 110
   11. Hysterie, Schizophrenie 110

G) UROGENITALSYSTEM 112
    1. Enuresis nocturna 112
    2. Retentio urinae 112
    3. Spermatorrhoe, Impotenz 113
    4. Harntraktinfektionen 113
        Nachtrag: Appendicitis acuta 113

VII. DIE AKUPUNKTUR – ANALGESIE 115

14 Fallbeispiele:
1. Gehirntumor-Operation 117
2. Katarakt, Entfernung von Fremdkörpern 118
3. Tonsillektomie 118
4. Zahnextraktion 119
5. Totale und subtotale Thyreoidektomie 119
6. Lobektomie, Mediastinaltumor 119
7. Gastroenterostomie, Subtotale Gastrektomie, Magenperforation 120
8. Cholecystektomie, Splenektomie 120
9. Hernienoperation 121
10. Sectio Caesarea, Ovar- und Uterusoperationen 121
11. Harntraktoperationen 122
12. Haemorrhoiden-Ligatur 122
13. Radius-Fraktur-Reposition 122
14. Oberschenkelhals-Nagelung 123

		Seite

VIII. DIE FADEN-METHODE 125
      1. Gastroduodenalulcus 125
      2. Asthma bronchiale 125
      3. Schmerzen im LWS-Bereich 125

IX. DIE PUNKT-INJEKTION 127

X. DIE STARKE STIMULATION 129
   Behandlung von Folgeerscheinungen nach Kinderlähmung 129
   a) Technik 130
   b) Beispiele:
      Dü 9 Jian Zhen 131
      Di 11 Qu Chi 132
      Di 4 He Gu 132
      KS 8 Lao Gong 133
      G 30 Huan Tiao 133
      G 34 Yang Ling Quan 134
      M 36 Zu San Li 134

XI. DIE BEHANDLUNG MIT DER KOPFNADEL 135

XII. KURZHINWEISE ZUR OHRAKUPUNKTUR 139

XIII. NACHWORT 143

XIV. INDIKATIONSVERZEICHNIS 145

XV. LITERATUR 155

PREFACE

The aim of compiling this book is to provide source material for study by medical personnel in China and other countries, and to popularize the science of acupuncture and moxibustion. After studying this book, one should have a preliminary understanding of the development of acupuncture and moxibustion in China, together with their basic theory and application in clinical treatment.

In the selection of material for this book, every effort has been made that it be concise, practical and easily understood. After a brief introduction to the development of acupuncture and moxibustion in China, the main contents are divided into five chapters.

The first chapter, Technique of Acupuncture and Moxibustion, stresses manipulation of the filiform needle and other needling methods, and the handling of possible accidents.

The theory of the channels is a component part of the basic theory of Chinese medicine and has great significance in guiding clinical practice; a special chapter, the second, is therefore devoted to this subject.

In the third chapter the points of the 14 channels and the extraordinary points, 397 in all, are introduced. Under each point, the location, indications and method of manipulation are described. In order to help readers to locate the points, diagrams and charts showing the postures and anatomical sites have been included.

The fourth chapter, concerning clinical therapy, gives a concise introduction to the principles of treatment and some rules on the selection of points. Emphasis is placed on acupuncture treatment in some common diseases in the fields of internal medicine, surgery, gynecology, pediatrics, neurology, genitourology, eye, ear, nose, throat and mouth. A brief account of the etiology, clinical features and prescription of points for each disease is given.

The last chapter dwells on some new methods of treatment which were evolved in the field of acupuncture. Some were developed after the founding of the new China, especially during the Great Proletarian Cultural Revolution, by the broad masses of medical workers through combining traditional and modern medicine in clinical practice. The results of such methods of treatment await further improvement through practice and summarization.

Owing to our as yet limited knowledge of acupuncture and moxibustion, and lack of experience in compiling books, mistakes and errors are difficult to avoid. It is earnestly desired that readers will offer their suggestions and criticism so as to help in advancing this work.

*The Chinese Academy
of Traditional Medicine*

II. EINFÜHRUNG

"An Outline of Acupuncture" ist ein 300 Seiten starkes Werk, dessen Inhalt auf den Umfang des vorliegenden Kompendiums komprimiert wurde.

Die topographische Orientierung über die einzelnen Akupunkturpunkte und deren Vermögen in extenso bleibt dem persönlichen Interesse des Lesers an der reichhaltigen Literatur belassen, sofern die Materie noch einer Einarbeitung bedarf.

Da es noch keine internationale Nomenklatur (Numerierung der Punkte) gibt und die Auffassung der Meridianverläufe gelegentlich noch inkongruent ist, sind die Namen der Punkte im Kompendium in Pin Yin angegeben. Die Numerierung der Punkte in Fettdruck entspricht der traditionellen Nummernfolge und die chinesische ist in Klammer gesetzt.

Pin Yin: (dazu aus KÖNIG/WANCURA [38] Neue chinesische Akupunktur, Verl. Maudrich, 1975):

Übersetzungen aus der chinesischen Schrift sind aus verschiedenen Gründen schwieriger als andere. Die chinesische Schrift entspricht einer modifizierten Bilderschrift.

Die der Bevölkerung vielfach schwerverständliche alte "Beamten- oder Mandarinsprache" (Guan-Hua) wurde 1920 durch die Umgangssprache (Pai'hua – weiße Sprache) ersetzt, die der Bevölkerung leichter verständlich war. Seit 28. Jänner 1956 wurden nur in der Volksrepublik China die Schriftzeichen vereinfacht. Diese Veränderungen haben Chinesen, die außerhalb Chinas (in Amerika, Tai Wan, Hongkong, Südostasien) leben, nicht mitgemacht. Da die chinesischen Schriftzeichen oft mehrere Auslegungen zulassen und der Mangel an medizinischen Wörterbüchern eine weitere Erschwernis bedeutet, sind bei den Namen der Akupunkturpunkte beträchtliche Differenzen aufgetreten. Dies kommt bei der Übersetzung alter und bilderreicher Ausdrücke zur Geltung. Die chinesischen Schriftzeichen werden in den einzelnen Teilen Chinas sehr unterschiedlich ausgesprochen. Es gibt daher eigentlich keine einheitliche chinesische Sprache, sondern nur eine einheitliche chinesische Schrift. Wohl sind Bemühungen im Gang, eine chinesische Lautsprache auf der Basis der Pekinger Umgangssprache zu finden. Diese wird im chinesischen Rundfunk und Fernsehen gesprochen. Die unterschiedliche Aussprache der chinesischen Schriftzeichen läßt sich am besten mit unseren arabischen Ziffern oder mit unseren Verkehrszeichen vergleichen. Diese werden in allen Teilen Europas verstanden und haben die gleiche Bedeutung, sie werden jedoch in den einzelnen Sprachen völlig unterschiedlich ausgesprochen. Daher ist es auch verständlich, daß der Versuch, die einzelnen Punktebezeichnungen in englischer und französischer Sprache wiederzugeben, oft zu völlig verschiedenen Schreibweisen führte. Wie schon erwähnt, sind die englischen und französischen Punktebezeichnungen keine Übersetzungen der chinesischen Punktenamen, sondern die englische oder französische Aussprache der chinesischen Worte in der jeweiligen nationalen Schreibweise. Selbst die von den Chinesen vollkommen gleich gesprochenen Worte, also Laute, werden in den einzelnen europäischen Lautumschriften unterschiedlich geschrieben. In Zweifelsfällen entscheidet nach wie vor das chinesische Symbol.

Schreibweise desselben Punktes, so zum Beispiel:

Abkürzung	Pin Yin	engl.	franz.
Lu 5	Che Ze	Chih Tse	Tchre Tsre
Lu 4	Xia Bai	Hsia Pai	Si Po

Zur Numerierung der Punkte sagt Rabischong [59]: „Un jour viendra sûrement où nous serons obligés d'adopter une terminologie compréhensible par tous les médicins". Es wird bestimmt ein Tag kommen, wo wir verpflichtet sein werden, eine, für alle Ärzte verständliche Terminologie anzunehmen. (Für diesen Satz kann man Rabischong nicht genug danken! Anmerkung des Verfassers).

Um die noch bestehenden Diskrepanzen und die Versuche ihrer Überwindung zu beleuchten, sei aus König/Wancura [38] folgendes zitiert:

Wenn wir die Größe Chinas und den langen Zeitraum bedenken, seitdem die Akupunktur angewendet wird, so mußte es zu unterschiedlichen Auffassungen bezüglich Lage und Indikation der Meridianpunkte – die übrigens erstaunlich gering sind – kommen.

Unsere bisherigen Kenntnisse über die Meridiane gingen vorwiegend auf die Übersetzungen von Darby in den sechziger Jahren des vorigen Jahrhunderts und auf Soulié de Morant zurück. Beide waren keine Ärzte. Sie übersetzten aus dem Chinesischen in die französische Sprache und schrieben die chinesischen Punktenamen in französischer Schreibweise*). Von Frankreich breitete sich die Akupunktur in Europa aus und wird im internationalen Schrifttum als „französische Akupunktur" bezeichnet.

Die neuen chinesischen Standardtafeln haben wir vor allem mit dem grundlegenden deutschsprachigen Werk von Bachmann verglichen. In China verwendet man – wie erwähnt – nach wie vor ausschließlich Punktnamen. Im Zweifelsfall entscheidet das chinesische Schriftzeichen, nicht die Lautumschrift. Für die internationale Verständigung erscheint uns (ebenso wie Bachmann u. a.) eine Ziffernnomenklatur am geeignetsten. Eine Numerierung ergibt sich aus der Reihenfolge, in der die chinesische Meridianpunkte aufgezählt werden. Wenn sie von Bachmann abweichen, haben wir dies mit dem Zusatz: „nach chinesischen Tafeln" (n. chin. T.) gekennzeichnet. Die Anwendung der wörtlichen Übersetzung der chinesischen Punktenamen wäre für uns wenig aufschlußreich, weil uns die Kenntnis der altchinesischen Vorstellungswelt vom menschlichen Körper wie der chinesischen Sprache fehlt; wir haben die von Bachmann verwendete deutsche Übersetzung der Punktenamen beibehalten, obwohl die chinesische Schrift oft andere Interpretationen zulassen würde, wie dies aus dem anglo-amerikanischen Schrifttum bekannt ist.

Obwohl es überaus schwierig war, haben wir uns bemüht, doch die, vielen Ärzten jahrelang vertraute, Numerierung von Bachmann beizubehalten. Abweichungen sind bei den einzelnen Meridianen immer durch * angegeben und durch eigene Skizzen gekennzeichnet, so z. B. beim Verlauf des 3fachen Erwärmer –, des Magen- und des Gallenblasenmeridians. Die größten Schwierigkeiten bereitete uns der Blasenmeridian mit seinen Unterschieden. Beim Lenkergefäß (LG) konnten wir durch Benennung eines bei Bachmann nicht angegebenen Punktes als 6a die bisherige Numerierung beibehalten (es bedeutet n. B. = nach Bachmann, n. chin. T. = nach chinesischen Tafeln). Im übrigen stimmen Name, Lage und Numierierung der Punkte von Bachmann mit den chinesischen Tafeln weitgehend überein. Nur manchmal differiert eines der drei Kriterien.

Dafür Beispiele:

	Name	Lage	Nummer
* Dü 19	gleich	abweichend	gleich
* M 1–8	gleich	gleich	abweichend
* G 3	abweichend	abweichend	gleich

Soweit die Zitatstellen aus KÖNIG/WANCURA[38]. Für das vorliegende Kompendium bedeutet demnach **M 1** (M 8) Tou Wei, daß der Punkt Tou Wei auf dem Magenmeridian, fettgedruckt, der bisherigen Auffassung entspricht, während in der Klammer dieser Punkt nach den neuen chinesischen Tafeln mit demselben Namen, aber mit der Nummer (M 8) zu verstehen ist.

Die Abbildungen entstammen dem Original. Fallweise bleiben Beschriftungen oder Texte in englischer Sprache belassen. Die Angabe der Meridianpunkte entspricht den traditionellen Meridianverläufen.

Die „Extra-Punkte", jene Punkte, die nicht den Meridianen angehören, sind in Pin Yin und in Übereinstimmung mit der Übersetzung der chinesischen Meridiantafeln, als PaM = Punkte außerhalb der Meridiane und Neu-P. = neu gefundene Punkte bezeichnet (KÖNIG/WANCURA [38]).

Unterhalb des kurzen Trennungsstriches stehen freie Bemerkungen, Literaturhinweise, Anregungen und Notizen.

Kürzlich in der V. R. China erschienene Meridiantafeln und Texte in französischer Sprache zeigen die Meridianverläufe wie auch die Nummernfolge der Punkte im Sinne der Interpretation der chinesischen Medizin. Jedoch bemühen sich die Institutionen der V. R. China für Übersetzung in fremde Sprachen im Beitext um „bilaterale" Numerierung und verwenden zusätzlich lateinische Nomenklatur.

III. KURZES REPETITORIUM DER MERIDIANTHEORIE

A. JING LUO: Meridiane und Kollaterale

Nach Auffassung der traditionellen chinesischen Medizin sind im menschlichen Körper „Jing's und Luo's verteilt, in denen Blut und Qi zirkulieren".
Die Jing's (Meridiane, Gefäße, Kanäle, Passagen, Hauptstämme, längsseitig verlaufend) und ihre Luo's (Kollaterale, Nebengefäße, Nebenkanäle, Nebenmeridiane, Äste, mit verzweigendem Verlauf) bilden ein Netzwerk und verbinden die Oberfläche des Körpers mit dem Inneren zur Regelung seiner gesamten Funktion. In den Jing-Luo's fließen Blut und Qi (Vitalenergie).
Die Meridiane sind in zwei Gruppen eingeteilt. 1. Reguläre Meridiane, von denen es 12 gibt. 2. Extrameridiane (Zusatzmeridiane, außergewöhnliche Gefäße, außerordentliche Gefäße, Mo's, Wundergefäße, Wundermeridiane – Bezeichnungen aus verschiedenen westlichen Literaturstellen), von denen es 8 gibt.
Kollaterale (Luo's, Nebenmeridiane etc.) verbinden als Haupt- und Nebenkollaterale die Meridiane miteinander.
Die Meridiane sind symmetrisch über den ganzen Körper verteilt. Äußerlich besteht eine Verbindung mit den vier Extremitäten, der Haut und den Sinnesorganen und innerlich mit den inneren Organen.
Im Laufe der Entwicklung der Akupunktur entdeckten Ärzte die Möglichkeit einer Besserung oder Heilung von Krankheiten durch Stimulation von Hautarealen, die sie Punkte benannten. Die Einordnung solcher Punkte oder Punktegruppen und deren Wirkung auf Organe in ein System führte schließlich zur Theorie der Meridiane und deren Kollaterale.
Seit Gründung der Chinesischen Volksrepublik bestehen kooperative Forschungen mit der westlichen Medizin. Das vorläufige Ergebnis besagt, daß eine enge Beziehung zwischen den Meridianen, den Nerven, den Blutgefäßen und den Körperflüssigkeiten besteht. Noch offene Probleme harren ihrer Lösung.

Die Namen der Meridiane

Die Namen der 12 regulären Meridiane, die symmetrisch, zu Paaren angeordnet sind und die Namen der 2 Extra-Meridiane, von denen einer median, dorsal und der andere median, ventral liegt, lauten:

Name des Meridians	Abk.
Der Lungen-Meridian	Lu
Der Dickdarm-Meridian	Di

Name des Meridians	Abk.
Der Magen-Meridian	M
Der Milz-Pankreas-Meridian	MP
Der Herz-Meridian	H
Der Dünndarm-Meridian	Dü
Der Blasen-Meridian	B
Der Nieren-Meridian	N
Der Kreislauf-Sexus-Meridian	KS
Der Meridian des Dreifachen Erwärmers	3E
Der Gallenblasen-Meridian	G
Der Leber-Meridian	Le
Das Lenkergefäß	LG
Das Konzeptionsgefäß	KG

Die beiden letzteren werden zu den 12 regulären Meridianen „assoziiert", sodaß man von 14 Meridianen spricht.

Für Meridianangaben in englischer oder französischer Sprache dient die nachfolgende Aufstellung zum Vergleich.

Name of the Channel	Abbrev.
The Lung Channel of Hand-Taiyin	Lu.
The Large Intestine Channel of Hand-Yangming	L. I.
The Stomach Channel of Foot-Yangming	St.
The Spleen Channel of Foot-Taiyin	Sp.
The Heart Channel of Hand-Shaoyin	H.
The Small Intestine Channel of Hand-Taiyang	S. I.
The Urinary Bladder Channel of Foot-Taiyang	U. B.
The Kidney Channel of Foot-Shaoyin	K.
The Pericardium Channel of Hand-Jueyin	P.
The Sanjiao Channel of Hand-Shaoyang	S. J.
The Gall Bladder Channel of Foot-Shaoyang	G. B.
The Liver Channel of Foot-Jueyin	Liv.
The Du (Back Midline) Channel	Du
The Ren (Front Midline) Channel	Ren

Nom du Méridien	Symbole
Méridien des Poumons du Ying majeur de la main	P
Méridien du Gros Intestin du Yang lumineux de la main	GI
Méridien de l'Estomac du Yang lumineux du pied	E
Méridien de la Rate-Pancréas du Ying majeur du pied	RP
Méridien du Coeur du Ying mineur de la main	C
Méridien de l'Intestin Grêle du Yang majeur de la main	IG
Méridien de la Vessie du Yang majeur du pied	V
Méridien des Reins du Ying mineur du pied	R
Méridien du Maître du Coeur du Ying « étouffé » de la main	MC
Méridien du Triple Réchauffeur du Yang mineur de la main	TR resp. T
Méridien de la Vésicule Biliaire du Yang mineur du pied	VB

Name des Meridians	Abk.
Méridien du Foie du Ying «étouffé» du pied	F
Vaisseau du Gouverneur	VG
Vaisseau de la Conception	VC

1. Die 12 regulären Meridiane:

a) Der Name eines Meridians besteht in der chinesischen Medizin aus drei Teilen:

1. Hand oder Fuß, 2. Yin oder Yang und 3. Zang oder Fu, wodurch seine Topographie wie auch seine Organzugehörigkeit genauer beschrieben wird.

Weil die 12 Meridiane in ihrem Zirkulationsverlauf oberflächlich mit den oberen und unteren Extremitäten, dem Kopf und der Brust verbunden sind, innerlich mit den Zang-Organen (Herz, Kreislauf-Sexus, Leber, Milz-Pankreas, Lunge, Niere) und den Fu-Organen (Galle, Magen, Dünndarm, Dickdarm, Blase, 3 Erwärmer = oberer, mittlerer und unterer Teil der Körperhöhle) und weil der mediale Anteil der Extremitäten und die Zang-Organe zum Yin und der laterale Anteil der Extremitäten und die Fu-Organe zum Yang gehören, deshalb setzt sich der Meridianname aus drei Teilen zusammen.

Die Meridiane, die ihren Verlauf an der oberen Extremität innen (palmar, medial, volar) nehmen und zu den Zang-Organen (Lu, KS, H) gehören, heißen die 3 Yin-Hand-Meridiane.

Die Meridiane, die ihren Verlauf an der oberen Extremität außen (lateral, dorsal) nehmen und zu den Fu-Organen gehören, heißen die 3 Yang-Hand-Meridiane.

Demnach gibt es an den unteren Extremitäten innen verlaufend 3 Yin-Fuß-Meridiane und außen (lateral) verlaufend 3 Yang-Fuß-Meridiane.

b) Die Zirkulationsrichtung und die Verbindung zwischen den Meridianen:

Die 3 Yin-Hand-Meridiane
    Lu, KS, H . . . . starten von der Brust und verlaufen zur Hand, wo sie die 3 Yang-Hand-Meridiane treffen:

Die 3 Yang-Hand-Meridiane
    Di, 3E, Dü . . . . starten von der Hand und verlaufen zum Kopf, wo sie die 3 Yang-Fuß-Meridiane treffen:

Die 3 Yang-Fuß-Meridiane
    M, G, B . . . . starten vom Kopf und verlaufen zum Fuß, wo sie die 3 Yin-Fuß-Meridiane treffen:

Die 3 Yin-Fuß-Meridiane
    MP, Le, N . . . . starten vom Fuß und verlaufen zur Brust, wo sie die 3 Yin-Hand-Meridiane treffen:

Die 3 Yin-Hand-Meridiane
    H, Lu, KS . . . . starten von der Brust . . .

In dieser Verlaufsrichtung zirkulieren Blut und Qi.

c) Die „außen-innen"-Beziehung der Meridiane:

Jedem außen verlaufenden Yang-Meridian steht oppositionell ein innen verlaufender Yin-Meridian gegenüber, wie auch umgekehrt. (Lu-Di, M-MP, H-Dü, B-N, KS-3E, G-Le.) Diese „gekoppelten" Meridiane können an der Hand oder am Fuß miteinander verbunden sein („Außenseite-Innenseite-Kopplung").
Bezüglich der Meridianzirkulation fließen die Yin-Meridiane in die Zang-Organe (Lu, MP, H, N, KS, Le) und kommunizieren mit den Fu-Organen (Di, M, Dü, B, 3E, G), während die Yang-Meridiane in die Fu-Organe fließen und mit den Zang-Organen kommunizieren. So bilden sich 6 Paare „innen – außen" bezogener Meridiane.

Die Abbildung auf Seite 14 zeigt „gekoppelte Meridiane" auf Grund heutiger Erkenntnisse. KÖNIG/WANCURA[38])

Derma-, Myo-, Sklerotom und Meridian:
Die vom gleichen Spinalnerven innervierten Knochen-, Muskel- und Hautabschnitte werden während des Wachstums der Extremitäten gegeneinander verschoben. Sie geben – übereinander projiziert – bandförmige Abschnitte, die an der Vorderseite (innen) und Rückseite (außen) des Armes weitgehend den zusammengehörigen (gekoppelten) Meridianen entsprechen. Die Abbildung zeigt den Lungen- und Dickdarm-Meridian und das 6. Cervikalsegment (C 6).

d) Die Wiedergabe der Meridianverläufe der 12 regulären Meridiane

Die Abbildungen ab Seite 15 sollen die Aufmerksamkeit im besonderen auf die Verzweigungen der einzelnen Meridiane lenken, deren Darstellung durch eine unterbrochene Linienführung ersichtlich ist. Eingezeichnete kleine Dreiecke stellen Kreuzungspunkte der Meridiane dar.
Eine eingehende Beschreibung des Verlaufes der Kollaterale (Sekundärgefäße) und ihre Kommunikationen (Lunge–Dickdarm, Dickdarm–Magen) wie auch ihre Verbindung mit den medianen Gefäßen erfolgt nicht. (BACHMANN[3] SCHNORRENBERGER[69])

e) Übersicht der Punktefolge auf einigen Meridianen nach der Darstellung von BACHMANN (n. B.) und nach den neuen chinesischen Tafeln (n. chin. T.):

Der Magenmeridian

n. B.	Punktname:	n. chin. T.
M 1	Tou Wei	M 8
M 2	Xia Guan	M 7
M 3	Jia Che	M 6
M 4	Cheng Qi	M 1
M 5	Si Bai	M 2
M 6	Ju Liao	M 3
M 7	Di Cang	M 4
M 8	Da Ying	M 5

Der Nierenmeridian

n. B.	Punktname:	n. chin. T.
N 3	Zhao Hai	N 6
N 4	Sui Quan	N 5
N 5	Tai Xi	N 3
N 6	Da Zhong	N 4

Der Blasenmeridian

n. B.	Punktname:	n. chin. T.
B 36	Fu Fen	B 41
B 37	Pa Hu	B 42
B 38	Gao Huang	B 43
B 39	Shen Tang	B 44
B 40	Yi Xi	B 45
B 41	Ge Guan	B 46
B 42	Hun Men	B 47
B 43	Yang Gang	B 48
B 44	Yi She	B 49
B 45	Wei Cang	B 50
B 46	Huang Men	B 51
B 47	Zhi Shi	B 52
B 48	Bao Huang	B 53
B 49	Zhi Bian	B 54
B 50	Cheng Fu	B 36
B 51	Yin Men	B 37
B 52	Fu Xi	B 38
B 53	Wei Yang	B 39
B 54	Wei Zhong	B 40

Der Meridian des Dreifachen Erwärmers

n. B.	Punktname:	n. chin. T.
3E 21	Si Zhu Kong	3E 23
3E 22	He Lido	3E 22
3E 23	Er Men	3E 21

Das Lenkergefäß

n. B.	Punktname:	n. chin. T.
LG 6	Ji Zhong	LG 6
LG 6A	Zhong Shu	LG 7
LG 7	Jin Suo	LG 8
LG 8	Zhi Yang	LG 9
LG 9	Ling Tai	LG 10
LG 10	Shen Dao	LG 11
LG 11	Shen Zhu	LG 12
LG 12	Tao Dao	LG 13

n. B.	Punktname:	n. chin. T.
LG 13	Da Zhui	LG 14
LG 14	Ya Men	LG 15
LG 15	Feng Fu	LG 16
LG 16	Nao Hu	LG 17
LG 17	Qiang Jian	LG 18
LG 18	Hou Ding	LG 19
LG 19	Bai Hui	LG 20
LG 20	Quian Ding	LG 21
LG 21	Xin Hui	LG 22
LG 22	Shang Xing	LG 23
LG 23	Shen Ting	LG 24
LG 24	Shu Liao	LG 25
LG 25	Ren Zhong	LG 26
LG 26	Dui Duan	LG 27
LG 27	Yin Jiao	LG 28

2. Die 8 Extra-Meridiane:

Für die Extrameridiane findet man in der Literatur verschiedene Bezeichnungen und Schreibweisen: Z. B. Wundermeridiane, außerordentliche oder außergewöhnliche Gefäße, zusätzliche Meridiane, MO'S.

Sie unterscheiden sich von den 12 regulären Meridianen, da sie weder den Fu-Organen noch den Zang-Organen angehören. Zwei Extrameridiane, das Lenkergefäß und das Konzeptionsgefäß werden zu den 12 regulären Meridianen „assoziiert", sodaß von 14 Meridianen gesprochen wird. Die Begründung für diese „Assoziation" liegt in den eigenen Umläufen und Punkten dieser zwei zusätzlichen Meridiane. Die restlichen 6 Meridiane haben keine eigenen Punkte, dafür Punkteanteile auf jenen Meridianen, mit denen ihr Zirkulationsverlauf zusammentrifft.

a) Die Namen der 8 Extra-Meridiane:

1. DU MAI
   (Das Lenkergefäß, LG, lenkt alle Yang's und vereinigt sie im Sinne einer Konfluenz)
2. REN MAI
   (Das Konzeptionsgefäß, KG, Ren bedeutet Verantwortlichkeit – für alle Yin's und ist deren Konfluenzmeridian)
3. CHONG MAI
   (Das „Meer des Blutes", der Vitalkanal, mit einer Kontrollfunktion über Qi und Blut)
4. DAI MAI
   (Dai bedeutet Gürtel, der alle Yin- und Yangmeridiane zusammenbindet)
5. YANG JIAO MAI
   (Yangjiao Mai ist für die Yang-Motilität verantwortlich)
6. YIN JIAO MAI
   (Yinjiao Mai ist für die Yin-Motilität verantwortlich)
7. YANG WEI MAI
   (Yangwei Mai ist der Regulationsmeridian für Yang)
8. YIN WEI MAI
   (Yin-Regulator)

Um Wiederholungen zu vermeiden sei auf ausführliche Literatur verwiesen: Bischko J.: Akupunktur für Fortgeschrittene, II. Kapitel: Außergewöhnliche Gefäße oder MO'S oder Wundermeridiane. (Lit. [10])

b) Die Wiedergabe der Meridianverläufe der 8 Extra-Meridiane

Die Abbildungen ab Seite 27 sollen die Aufmerksamkeit im besonderen auf die Verzweigung der einzelnen Meridiane lenken, deren Darstellung durch eine unterbrochene Linienführung ersichtlich ist.

VORDERANSICHT DES ARMES

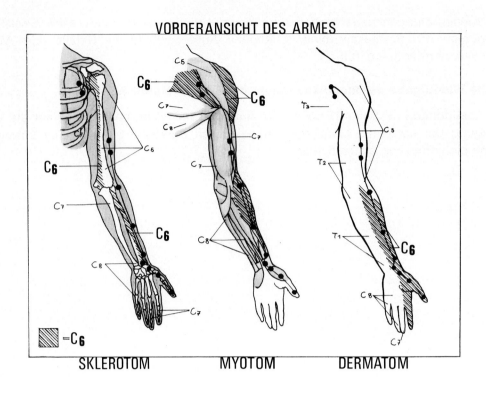

SKLEROTOM — MYOTOM — DERMATOM

RÜCKANSICHT DES ARMES

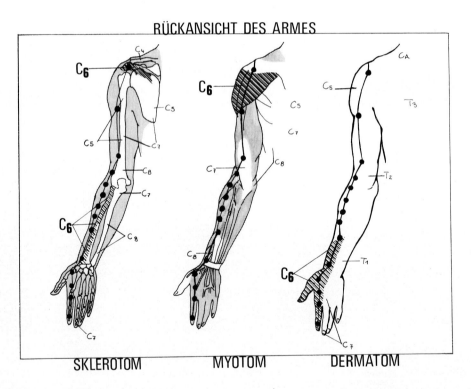

SKLEROTOM — MYOTOM — DERMATOM

Derma-, Myo-, Sklerotom und Meridian

Die vom gleichen Spinalnerven innervierten Knochen-, Muskel- und Hautabschnitte werden während des Wachstums der Extremitäten gegeneinander verschoben. Sie geben – übereinander projiziert – bandförmige Abschnitte, die an der Vorderseite (innen) und Rückseite (außen) des Armes weitgehend den zusammen gehörigen (gekoppelten) Meridianen entsprechen. Die Abbildung zeigt den Lungen- und Dickdarmmeridian und das 6. Cervikalsegment (C 6).

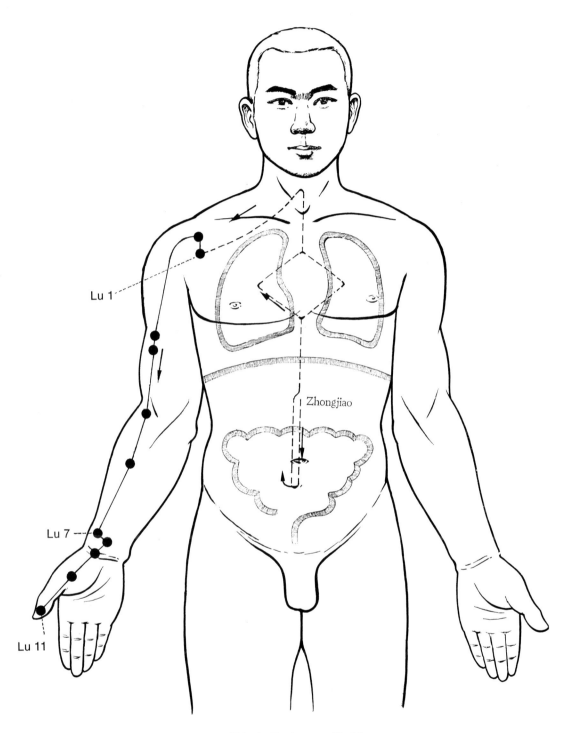

Abb. 1. Der Lungen-Meridian

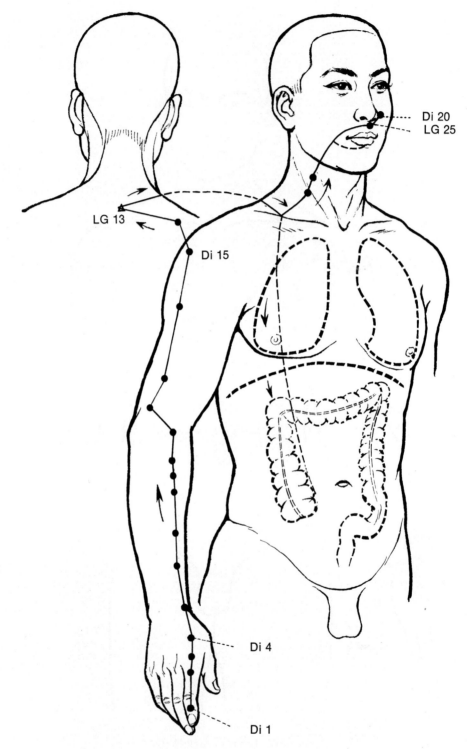

Abb. 2. Der Dickdarm-Meridian

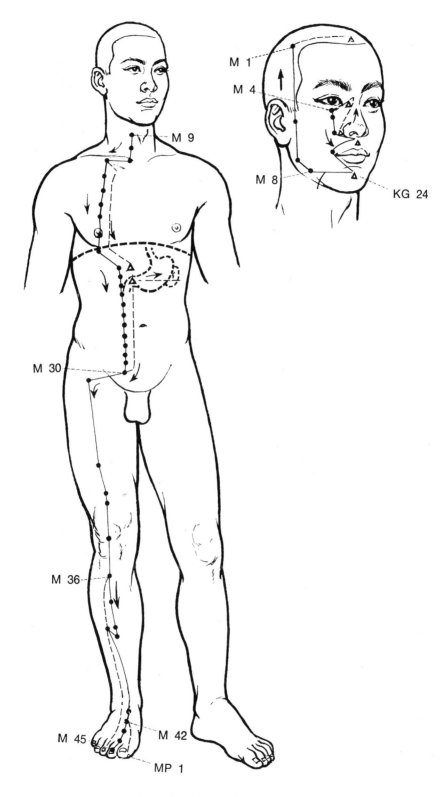

Abb. 3. Der Magen-Meridian

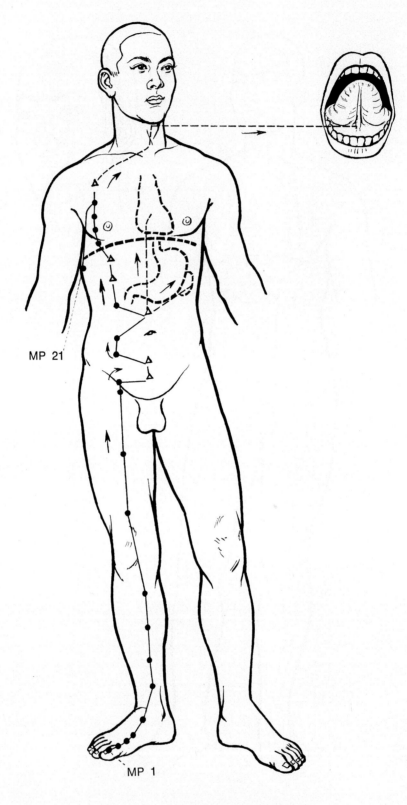

Abb. 4. Der Milz-Pankreas-Meridian

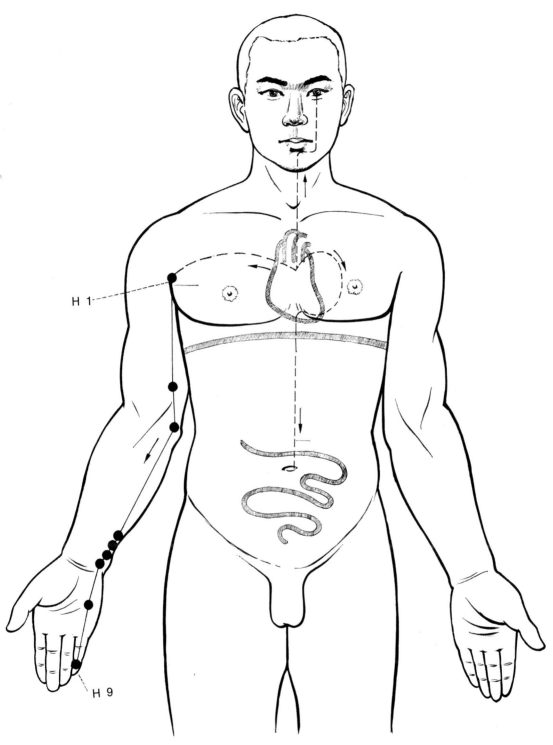

Abb. 5. Der Herz-Meridian

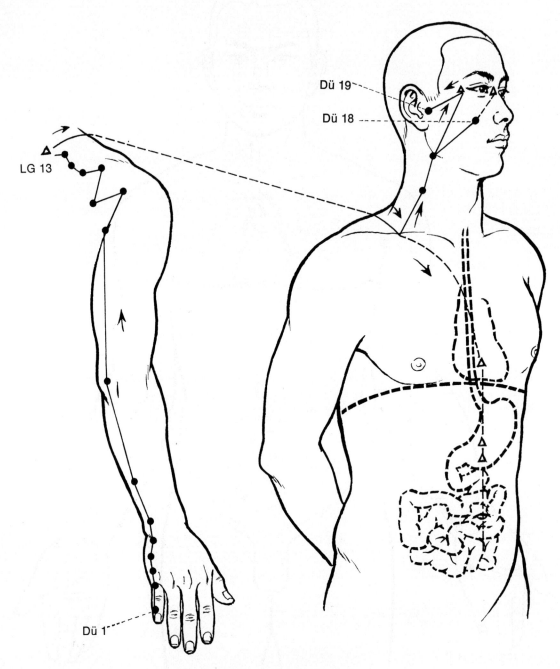

Abb. 6. Der Dünndarm-Meridian

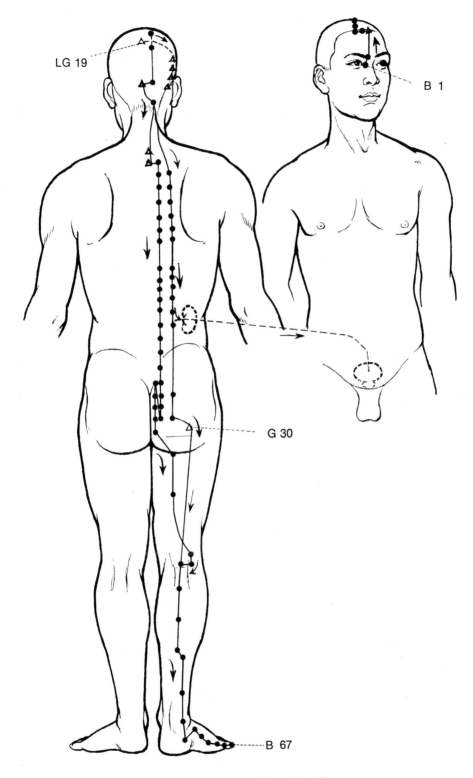

Abb. 7. Der Blasen-Meridian

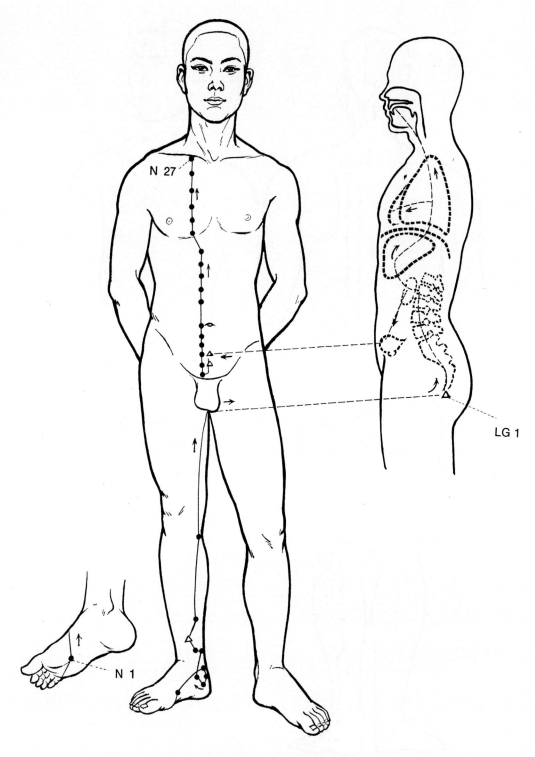

Abb. 8. Der Nieren-Meridian

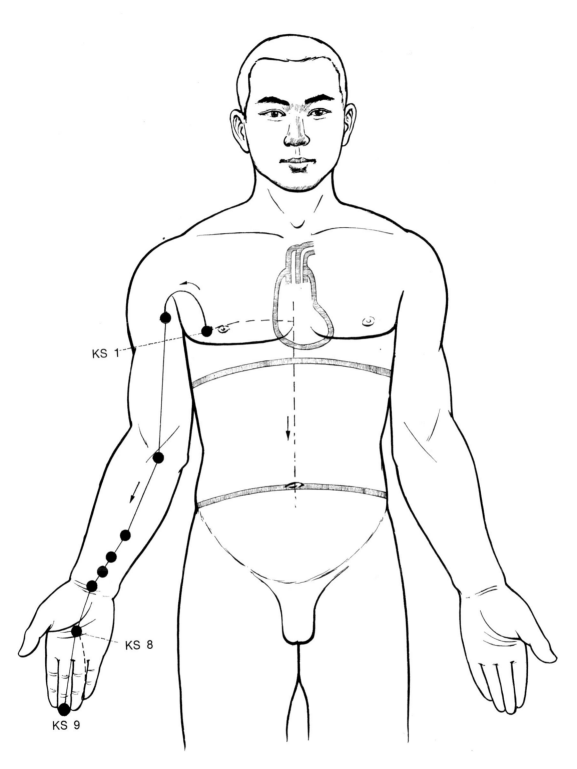

Abb. 9. Der Kreislauf-Sexus-Meridian

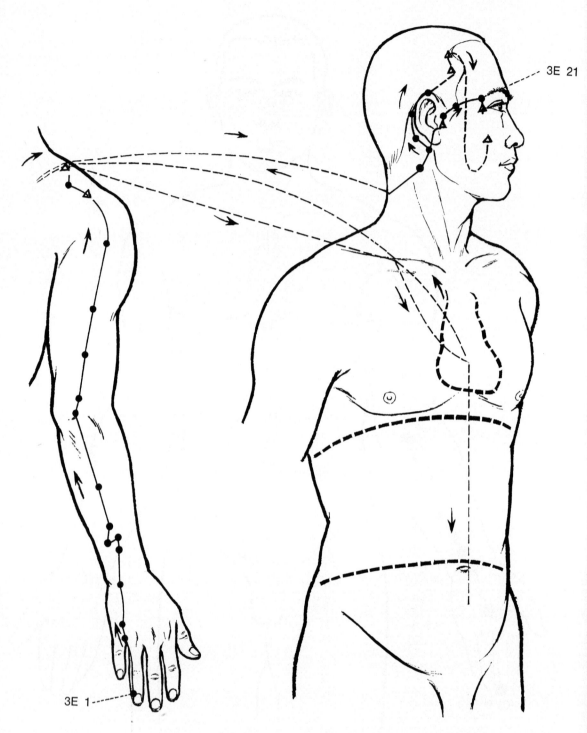

Abb. 10. Der Meridian des Dreifachen Erwärmers

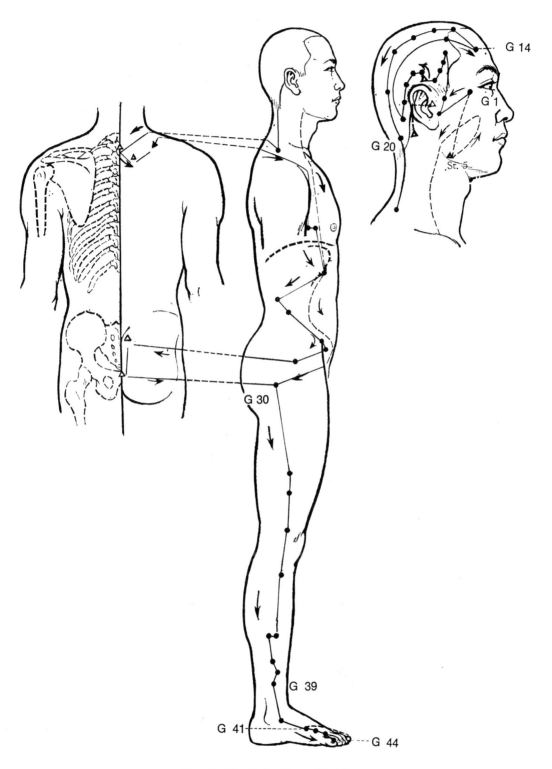

Abb. 11. Der Gallenblasen-Meridian

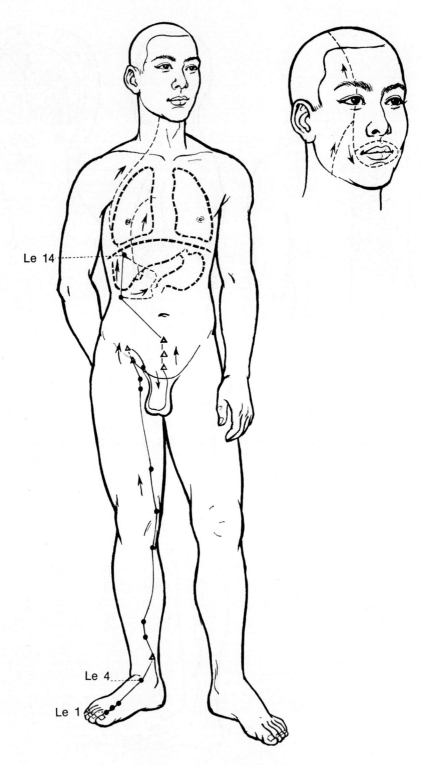

Abb. 12. Der Leber-Meridian

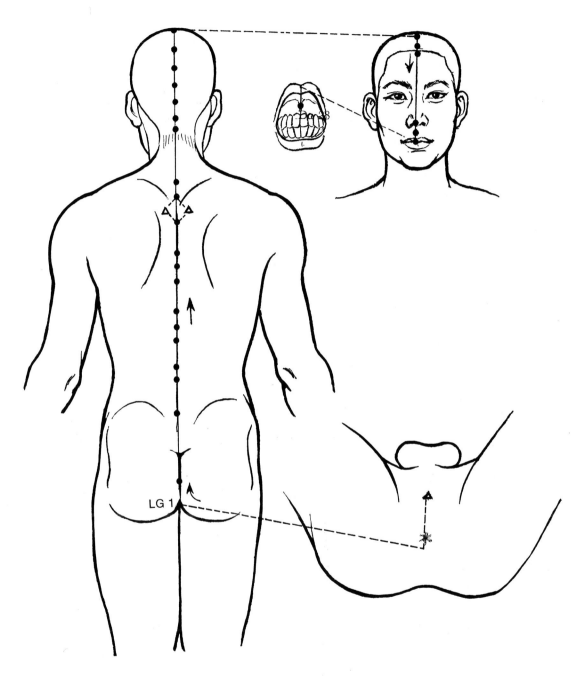

Abb. 13. Du Mai (Das Lenker-Gefäß)

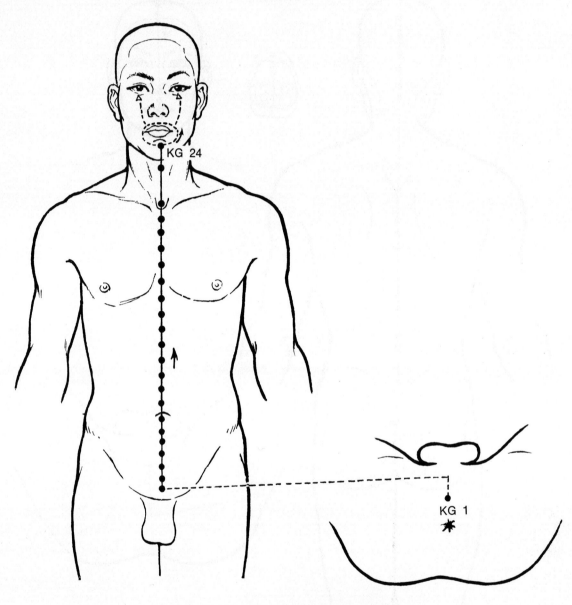

Abb. 14. Ren Mai (Das Konzeptions-Gefäß)

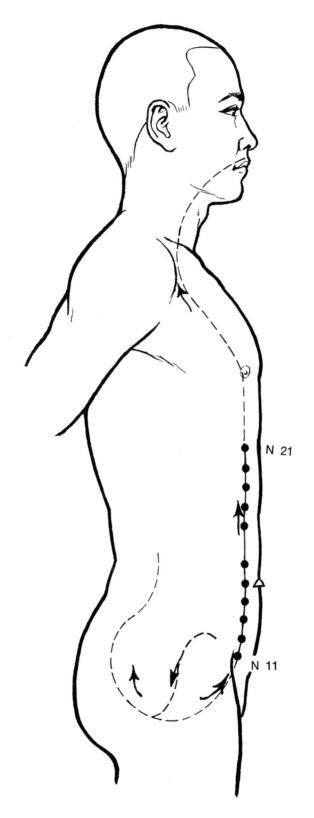

Abb. 15. Chong Mai

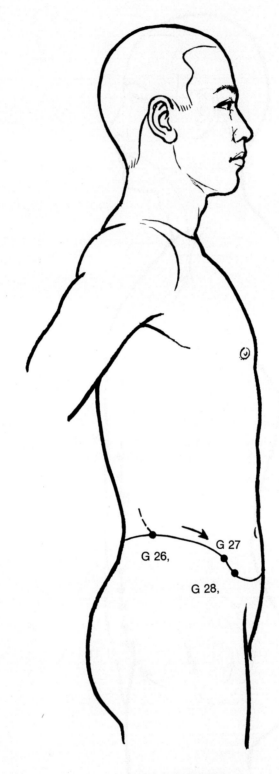

Abb. 16. Dai Mai

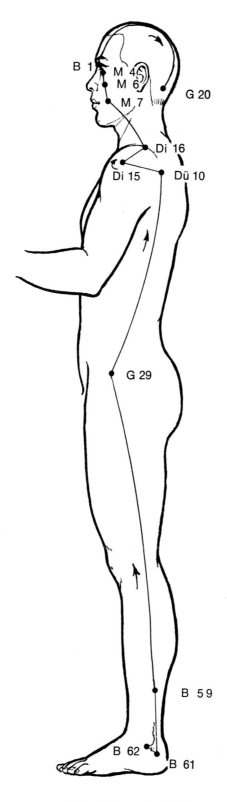

Abb. 17. Yang Jiao Mai

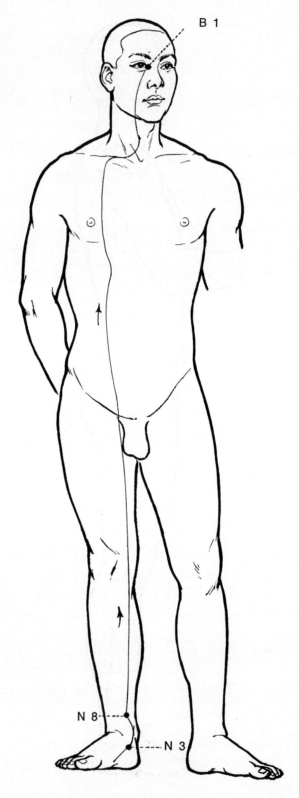

Abb. 18. Yin Jiao Mai

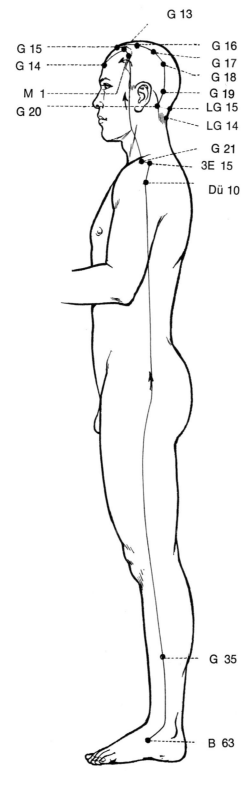

Abb. 19. Yang Wei Mai

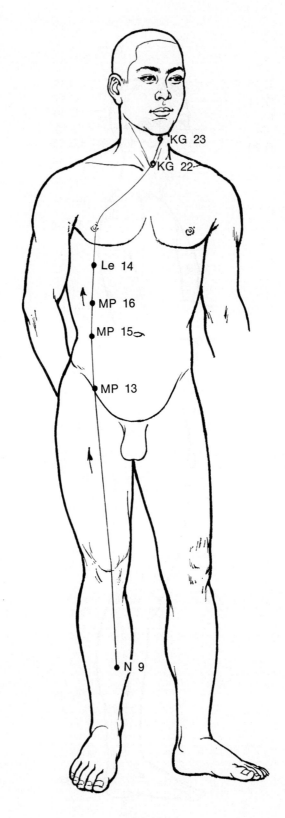

Abb. 20

B) Meridianpathologie

Wenn äußere Faktoren den menschlichen Körper attakieren, z. B. Wind, Kälte, Hitze, Dampf, Trockenheit, Feuer oder andere Einwirkungen das Blut-Qi-Gleichgewicht stören, überträgt sich diese Störung von außen über die Meridiane nach innen, auf die ihnen zugeordneten Organe.
Wenn hingegen endogene Faktoren z. B. Freude, Ärger, Schock, Überraschung, Furcht, Kummer oder andere Blut-Qi-Störungen die inneren Organe attakieren, erfolgt eine Übertragung von innen nach außen, auf die ihnen zugeordneten Meridiane. Eine pathologische Funktionsänderung der Meridiane bewirkt demnach eine Alteration ihrer zugeordneten Organe und umgekehrt.

1. Die regulären Meridiane

a) Die Beziehungen zwischen den Meridianverläufen und pathologischen Veränderungen:

Jeder Meridian hat seinen individuellen Verlauf. Funktionsstörungen eines Meridians machen sich demnach auf seinem Kursgebiet bemerkbar. Z. B. können infolge einer Funktionsstörung des Magen- oder Dickdarmmeridians Zahnschmerzen auftreten, weil beide Meridiane das Zahnfleisch passieren. Schmerzen im oberen Zahnbereich gehören zum Magenmeridian, weil dieser das obere Zahnfleisch durchläuft; wogegen der Dickdarmmeridian die unteren Zähne betrifft. Andere Beispiele sind Schmerzen im medialen Bereich der oberen Extremität. Dieses Areal steht in Relation mit pathologischen Veränderungen der 3 Yin-Hand-Meridiane. Lateral gelegene Schmerzen der oberen Extremität gehören zu den 3 Yang-Hand-Meridianen, ein postero-lateraler Schmerz zum Dünndarmmeridian. Ein Schmerz an der oberen Extremität postero-medial situiert, weist auf den Herzmeridian hin.

b) Die Beziehung zwischen inneren Organen und pathologischen Veränderungen:

Jeder Meridian steht mit einem inneren Organ in Relation. Lokale Schmerzen und Schwellungen können entlang eines Meridianverlaufs in Erscheinung treten, wenn dieser Meridian einem pathologischen Einfluß unterliegt. Es kann aber auch sein zugeordnetes Organ angegriffen sein, sodaß dessen Symptomatik in den Vordergrund rückt. Wenn zum Beispiel eine Blockierung von Blut und Qi im Herzmeridian entsteht, klagt der Patient über Schmerzen entlang des medio-posterioren Bereiches der oberen Extremität. Es kann aber auch zu einem antero-cardialen Oppressionsgefühl führen und mit Schmerzen und anderen Herzsymptomen einhergehen.
Visceralaffektionen korrespondieren mit hyperaesthetischen Arealen ihres zugeordneten Meridians, wie z. B. bei akuter Appendizitis der Punkt Lan Wei = Extra 33 = PaM 142 oder der Punkt Lu 1 Zhong Fu bei Lungenaffektionen.
Infolge der Kommunikation der Meridiane auch mit anderen Organen als mit solchen, die ihnen primär zugehören, können deren Symptome fallweise prävalieren.
Als Denkmodell für das bessere Verständnis vieler Zusammenhänge sei auch an dieser Stelle, wie in der Akupunkturliteratur gerne angeführt, die Symptomatologie einer Stenocardie oder eines Anfalles von Angina pectoris in Erinnerung gebracht.
Die Anamnese: körperliche Anstrengung, psychische Erregung, nach üppigen Mahlzeiten, plötzlicher Temperaturwechsel „er sei im Winter aus dem warmen Lokal gekommen", schnelles Gehen, Wind, Nebel, die Schmerzen strahlten aus, der Verlauf der Schmerzausstrahlung sei ... deutlich spürbar gewesen, aber auch am Hals habe

der Patient Schmerzen verspürt, „man habe ihm daheim geraten die Unterarme in warmes Wasser zu tauchen. Es sei besser geworden".
Für das Verständnis der Akupunktur lohnt die Mühe, das Denkmodell eingehend zu analysieren, wie auch die Differentialdiagnose „a. p. – Infarkt" miteinbezogen sein soll! Man kann behaupten, daß dem Studierenden der Medizin die Akupunktur eine Vertiefung seines Wissens anbietet.

c) Pathologische Meridiansymptome:

Lunge:
> Fülle in der Brust, Husten, Dyspnoe, Asthma, Haemoptysis, Heiserkeit, Halsentzündung, Erkältung, Schulter- und Rückenschmerzen infolge Unterkühlung, Schmerzen entlang des Meridianverlaufs.

Dickdarm:
> Abdominalschmerzen, Diarrhoe, Obstipation, Dysenterie, Borborygmi: Gurren und Kollern im Darmkanal, Halsentzündung, Zahnschmerzen, Epistaxis, Seröse Naseneiterung, Schmerzen entlang des Meridianverlaufs.

Magen:
> Gastralgien, Blähungen, Darmkollern, Ödeme, Erbrechen, Gesichtsparalyse, Halsentzündung, Epistaxis, Schmerzen entlang des Meridianverlaufs, Fieberzustände, Manie.

Milz-Pankreas:
> Schmerzen und Steife der Zunge, Magenschmerzen, Blähungen, Vomitus, Icterus, allgemeine Schwäche, Körperschwere, Schmerzen und Schwellungen entlang des Meridianverlaufs.

Herz:
> Trockenheit im Hals, Schmerzen in der Herzregion und in der Reg. hypochandrica, Durst, Gelbsucht, heiße Handflächen, Schmerzen entlang des Meridianverlaufs.

Dünndarm:
> Unterbauchschmerzen, Taubheit, Gelbsucht, verschwollene Wangen, Halsentzündung, Schmerzen entlang des Meridianverlaufs.

Blase:
> Harnretention, Enuresis, Manie, Kopfschmerzen, Augenerkrankungen, Schmerzen entlang des Meridianverlaufs.

Niere:
> Haemoptysis, Dyspnoe, Trockene Zunge, Halsschmerzen, Lumbago, Ödeme, Obstipation, Diarrhoe, Bewegungsstörungen und Muskelatrophie der unteren Extremitäten, heiße Fußsohlen, Schmerzen entlang des Meridianverlaufs.

Kreislauf-Sexus:

> Angina pectoris, Fülle in der Brust, Palpitationen, Reizbarkeit und Unruhe, Manie, Spasmen und Kontrakturen der Ellbogen und Arme, heiße Handflächen, Schmerzen entlang des Meridianverlaufs.

Drei Erwärmer:

> Blähungen, Ödeme, Enuresis, Dysurie, Taubheit, Tinnitus, Halsentzündung, verschwollene Wangen, retro-auriculäre Schmerzen, Schulter-Arm- und laterale Ellbogenschmerzen, Schmerzen entlang des Meridianverlaufs.

Galle:

> Bitterer Mundgeschmack, Benommenheit, Malaria, Kopfschmerzen, submaxillare Schmerzen, Schmerzen der äußeren Canthusregion, Taubheit, Tinnitus, Schmerzen entlang des Meridianverlaufs.

Leber:

Lumbago, Fülle in der Brust, Erbrechen, Enuresis, Retentio urinae, Hernien, Schmerzen im Unterbauch, Schmerzen entlang des Meridianverlaufs.

2. Die 8 Extra-Meridiane

Ihnen kommt eine regulative Rolle von Blut und Qi in den 12 regulären Meridianen zu, da sie mit diesen verflochten sind. Eine pathologische Situation dieser 8 Meridiane bedingt Auswirkungen auf den ganzen Körper.
Das Lenkergefäß (Du) ist das Konfluenzgefäß aller Yangmeridiane, das Konzeptionsgefäß (Ren) aller Yinmeridiane und (Chong Mai) der Vitalkanal ist als „das Meer des Blutes" bekannt. Alle drei entspringen im Unterbauch, weshalb sie in enger pathophysiologischer Beziehung stehen. Die vorwiegenden Symptome betreffen das ZNS und das Urogenitalsystem.
Pathologische Veränderungen des Gürtelgefäßes (Dai Mai) beziehen sich zumeist auf Störungen im gynäkologischen Raum und im Urogenitalbereich.
Die Kanäle der Motilität von Yin und Yang (Yin Jiao Mai und Yang Jiao Mai) stehen mit den unteren Extremitäten in Beziehung und motorische Beeinträchtigung der UE's sind die entsprechenden Symptome. Insomnie (Yang-Exzeß) oder Hypersomnie (Yin-Exzeß), sowie pathologische Erscheinungen im Nieren- und Blasenmeridian sind mit eingeschlossen. (Yin- und Yangjiao Mai koinzidieren mit dem Nieren- resp. Blasenmeridian).
Die beiden letzten Extrameridiane, der Regulationsmeridian von Yin (Yin Wei Mai) und der Regulationsmeridian von Yang (Yang Wei Mai) sind für allgemeine Yin- oder Yangsyndrome verantwortlich.

Pathologische Meridiansymptome der 8 Extra-Meridiane

Du Mai:

> Fieberhafte Erkrankungen, Geisteskrankheiten, Steifheit und Schmerzen der Wirbelsäule, Opisthotonus.

Ren Mai:

> Hernien, Leukorrhoe, Husten und Dyspnoe, Erkrankungen des Urogenitalsystems.

Chong Mai:

Koliken und Abdominalschmerzen, Gynäkologische Erkrankungen.

Dai Mai:

Völlebeschwerden im Abdomen, Schwäche und Beeinträchtigung der Beweglichkeit im LWS-Bereich.

Yangjiao Mai:

Insomnie; in den unteren Extremitäten: Atrophie der Muskulatur, Bewegungsminderung, Kraftlosigkeit oder Taubheitsgefühl.

Yinjiao Mai:

Hypersomnie; in den unteren Extremitäten dieselbe Symptomatik wie bei Yangjiao Mai.

Yangwei Mai:

Erkältungen, Fieber, Fieberfrost.

Yinwei Mai:

Schmerzen im Bereich des Herzens und des Oberbauches.

C) DIE PUNKTE

a) Klassifikation

1. Reguläre Punkte befinden sich auf den 12 regulären Meridianen symmetrisch gepaart. Die Punkte auf dem Lenkergefäß (LG, Du) und auf dem Konzeptionsgefäß (KG, Ren) werden dazugezählt. Es sind insgesamt 361 Punkte.
2. Punkte außerhalb der Meridiane sind Extra-Punkte.
3. Ah Shi-Punkte sind sensitive Hautareale, die als Punkte im Verlauf von Erkrankungen in Erscheinung treten.

b) Therapeutische Eigenschaften

Die therapeutischen Eigenschaften der Punkte auf den 14 Meridianen beziehen sich vorwiegend auf diese selbst. D. h. wenn Punkte auf dem Lungenmeridian stimuliert werden, richtet sich die Wirkung gegen Affektionen der Lunge.

Eine Fernwirkung zeigen Punkte unterhalb der Knie und unterhalb der Ellenbogen, oberhalb der Gelenke, sowie die meisten Punkte auf dem Kopf, dem Gesicht und am Stamm eher lokal wirksam sind. **Di 4** He Gu ist sowohl zuständig für lokale Hand- und Armschmerzen, wie auch für Kopf und Gesicht, gemäß des Verlaufes seines Meridians. **M 25** Tian Shu hingegen liegt auf dem Bauch, wirkt also eher lokal (Diarrhoe, Abdominalschmerzen) während **M 36** Zu San Li, unterhalb der Knie, lokal und auch fernwirksam z. B. Kopf-Gesicht-Brust-Abdominalbeschwerden, gemäß des Verlaufes seines Meridians, therapeutisch zur Aktion gelangt.

Eine gemeinsame therapeutische Eigenschaft zeigen differente Meridiane, wenn sie einander in einem Kreuzungspunkt treffen. Die 3 Yin-Fuß-Meridiane kreuzen im Punkt **KG 3** Zhong Ji und im Punkt **KG 4** Guan Yuan im Unterbauch, weshalb konsequenterweise alle Punkte unterhalb der Knie auf den 3 Meridianen zur Behandlung von Beschwerden im kleinen Becken geeignet sind.

c) In der nachfolgenden Tabelle sind die therapeutischen Eigenschaften schematisch zusammengefaßt nach Punkten auf den 3 Yin-Hand- und 3 Yang-Hand-Meridianen, den 3 Yin-Fuß- und 3 Yang-Fuß-Meridianen sowie nach segmental gelegenen Punkten auf dem Thorax.

In der ersten Spalte sind die Meridiane angegeben, resp. die Segmente von D 1–S 4. Die mittlere Spalte nimmt Bezug auf die Indikationsareale von Meridianpunkten, die vorwiegend unterhalb der Ellbogen und Knie liegen und die letzte Spalte bezieht sich auf Hand- und Fußbereiche distal ihrer Gelenke.

Die Punkte auf dem Kopf (Gesicht) wirken vorwiegend lokal d. h. Augenareal auf Augenerkrankung, Nasenareal: Nasenerkrankung etc.

Die therapeutische Properität der Meridianpunkte		
Lunge	Brust, Lunge, Hals und obere Extremitäten	Fieber
Kreislauf-Sexus·	Brust, Herz, Magen und untere Extremitäten	Sensorielle Störungen
Herz	Brust, Herz und obere Extremitäten	Sensorielle Störungen
Dickdarm	Kopf, Gesicht, Augen, Nase, Mund, Zähne, Hals u. obere Extremitäten	Fieber
Drei Erwärmer	Kopf lateral, Augen, Ohren, Hals und obere Extremitäten	Fieber und mentale Störung
Dünndarm	Kopf, Nacken, Augen, Ohren, Hals und obere Extremitäten	Fieber und mentale Störung
Milz-Pankreas	Abdomen, Urogenitalsystem, Magen, Darm und untere Extremitäten	Erkältungssyndrom
Leber	Abdomen, Urogenitalsystem und untere Extremitäten	Mentale Störung
Niere	Lunge, Brust, Abdominal-, Urogenital- und Intestinaltrakt, untere Extremitäten	Fieber
Magen	Kopf, Gesicht, Mund, Zähne, Hals, Magen, Intestinum und untere Extremitäten	Fieber, sensorielle Störung
Gallenblase	Kopf lateral, Augen, Ohren, Hypochondrocostalregion und untere Extremitäten	Fieber
Blase	Kopf, Nacken, Augen, Rücken, Untere Extremitäten und Glutealregion	Fieber, Mentale Störung
D 1–D 7	Brust, Rücken, Lunge und Herz	Fieber, Mentale Störung
D 8–L 2	Oberbauch, Rücken, Leber, Gallenblase, Milz und Magen	
L 3–S 4	Unterbauch, Rücken, Urogenital- und Intestinalsystem. Tonifikation	

IV. TECHNIKEN UND METHODEN

Akupunktur und Moxibustion sind zwei different therapeutische Methoden. Die Akupunktur behandelt Erkrankungen durch Stiche in bestimmte Hautpunkte des menschlichen Körpers mit Metallnadeln, um durch verschiedengeartete Manipulationen eine Stimulation zu induzieren. Es gibt verschiedene Nadeln, die gebräuchlichsten sind filiforme „Flaumhaarnadeln", Dreikantnadeln, die „Pflaumenblüten-Nadel" auch „Siebenstern-Nadel" genannt, die Elektro-Nadeln und Intradermal-Nadeln.
Unter Moxibustion ist eine thermale Stimulation zu verstehen, wo bestimmte Hautpunkte, durch glimmende „Moxa-Wolle" oder andere Stoffe zu Heilzwecken erwärmt werden.
Im folgenden Kapitel wird über Details und Methoden berichtet.

Allgemeines

In klinischer Verwendung stehen verschiedene Arten filiformer Nadeln. Die gebräuchlichsten Längenmaße, in inches, (1 inch = 2,54 cm) sind: 0.5, 1.0, 1.5, 2.0, 3.0, 4.0, und 5.0 inches. Die Durchmesser betragen in Millimetern angegeben: 0.45, 0.38, 0.32, und 0.26

Nummer	26	28	30	32
Durchmesser (mm)	0.45	0.38	0.32	0.26

Die Nadeln müssen stets einwandfrei sein. Schadhafte, verbogene oder korrodierte Nadeln sowie solche, deren zarte Spitze zu einem Häkchen geknickt sind, müssen ausgesondert werden. Der Patient empfindet ansonsten unnötige Schmerzen und es besteht die Gefahr von Zwischenfällen.
Auf eine richtige Lagerung des Patienten ist zu achten. Der Behandelte muß angenehm und entspannt bleiben können und darf keine unvorhergesehene Bewegung ausführen. Der Arzt soll gute Sicht haben und unbehindert die Behandlungsstellen erreichen können.
Vor Gebrauch werden die Nadeln sterilisiert. Die Hautareale des Patienten sind zu desinfizieren, wie auch die Hände des Arztes.

Die Fingerfertigkeit

Einige Geschicklichkeit und Kraft ist erforderlich um eine Nadel, ohne wesentliche Schmerzen zu verursachen, durch die Haut zu führen. Es ist vorteilhaft, an einem tauglichen Objekt zu üben. Die Methode und die Art der Manipulation ist dieselbe wie am Patienten und wird im folgenden Abschnitt berichtet.

1. Insertion und Manipulation der Nadel

Wenn die Nadel die Hautoberfläche durchdringt entsteht ein geringer Schmerz. Danach wird ein weiteres Versenken der Nadel kaum verspürt.
Um den Insertionsschmerz zu verringern, können verschiedene Methoden angewendet werden.

a) Die Fingerdruckmethode

Man lenkt die Aufmerksamkeit des Patienten ab, indem man mit dem Daumennagel oder mit dem Nagel des Zeigefingers der linken Hand kräftig, knapp neben den Akupunkturpunkt auf die Haut des Patienten drückt, während die rechte Hand die Nadel rasch, entlang des linken Daumennagels durch die Haut führt. Diese Methode eignet sich für kurze Nadeln, bis zu einer Länge von etwa 4 cm. Abb. 21 a.

b) Langnadelmethode

Daumen und Zeigefinger der linken Hand halten die lange Nadel knapp oberhalb ihrer Spitze (etwa 5 Millimeter), die Finger der rechten Hand den Nadelgriff. Wenn sich die Nadelspitze dicht über dem Akupunkturpunkt befindet, versenken beide Hände gleichzeitig die Nadel fünf Millimeter tief. Nun „zwirbeln" die Finger der rechten Hand die Nadel tiefer, wobei linker Daumen und linker Zeigefinger die Nadelbewegung unterstützen. Abb. 21 b.

c) Methode des raschen Einführens für lange oder kurze Nadeln

Daumen und Zeigefinger der rechten Hand halten die Nadel etwa 5 Millimeter von ihrer Spitze entfernt, knapp über den Akupunkturpunkt. Die Finger der linken Hand fassen den Nadelkörper (also nicht am Griff, sondern unterhalb des Nadelgriffes), sodaß bei gleichzeitiger Versenkbewegung beider Hände, die Nadelspitze durch die Haut gelangt. Abb. 21 c

d) Das Anheben einer Hautfalte

z. B. im Gesicht, also Lokalisationen mit dünner, zarter Muskelschichte, erleichtert eine rasche Insertion. Abb. 21 d

e) Lockere, faltige Hautstellen

(z. B. Abdomen) sollen zur besseren Insertion gespannt sein, wie die Abb. 21 e zeigt.

2. Nadelmanipulation nach erfolgter Insertion

a) Anheben und Einsenken der Nadel:

Daumen und Zeigefinger der linken Hand drücken knapp neben den Punkt, durch welchen die Nadel bereits in die Haut eingedrungen ist, fest auf, während die Finger der rechten Hand die Nadel an ihrem Griff halten und sie auf- und abwärts bewegen. Der „Höhenunterschied" dieses Vorganges, wenn die Nadel angehoben und wieder

---

* „zwirbeln": darunter ist eine Fingerbewegung zu verstehen die man ausführt, um das Ende eines Zwirnfadens besser durch ein Nadelöhr zu führen.

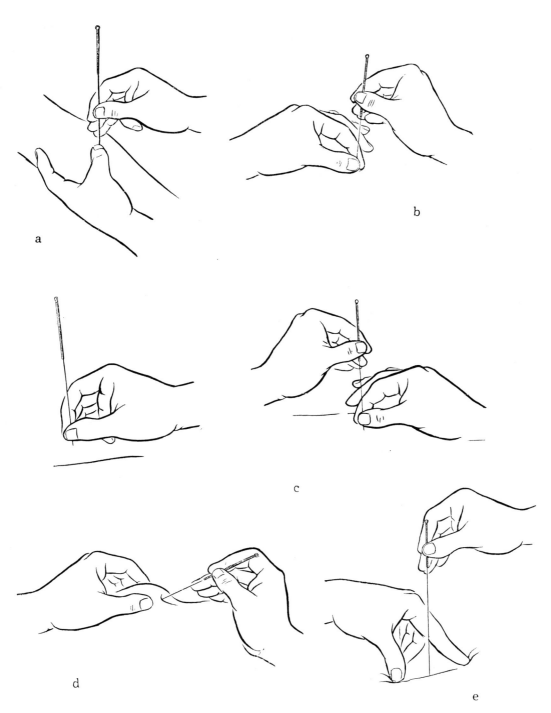

Abb. 21

tiefer geführt wird, kann von wenigen Millimetern bis mehr differieren und paßt sich dem therapeutischen Ziel an.

Die Tiefe, in der sich diese Stimulation abspielt, ist ebenso verschieden und richtet sich nach dem „DE QI". CAVE: Im Bereich innerer Organe z. B. LUNGE!, Augen und Gefäße, leicht, langsam und vorsichtig bewegen. Die Lage der Nadelspitze stets topographisch unter Kontrolle halten.

b) Rotationsmethode:

Darunter versteht man eine Drehbewegung der Nadel im und gegen den Uhrzeigersinn mit Daumen und Zeigefinger. Bei langen Nadeln hilft der Mittelfinger mit.

Die Rotation hat verschieden große Ausmaße, z. B. 90° nach links und rechts. Wenn die Amplitude 360° in beiden Drehrichtungen beträgt oder überschreitet, besteht die Möglichkeit des Umschlingens der Nadel von subkutanem Gewebe. Es resultieren Schmerzen!

c) Synchrones Heben, Senken und Rotieren

ist eine Kombination der Methoden a+b. Mit ihr kann die Tiefe „sondiert" werden, da intra- oder subcutan kaum ein „DE QI-Gefühl" zur Auslösung kommt. Hier tritt nur eine Schmerzempfindung, wie bereits beschrieben, infolge des Einstiches auf und ist mit DE QI nicht zu verwechseln.

Heben + Senken + Rotieren (Anheben + Versenken + Drehen) der Nadel, wobei mit Gefühl, tastend tiefer inseriert wird, soll schließlich in einer „gewissen" Tiefe das „DE QI-Gefühl" auslösen. Danach kann man die Stimulation durch „Kratzen" und „Vibrieren" verstärken.

d) „Nadelkratzen":

Der Daumen verbleibt auf der Griffspitze der eingesetzten Nadel (Daumen der rechten Hand) während der Fingernagel oder der Nagel des rechten Mittelfingers, von unten nach aufwärts, entlang des rauhen Griffes der Nadel mit Bewegungen beginnt, die einem Kratzen gleichkommen.

Eine andere Möglichkeit: Die eingesetzte Nadel wird mit dem Daumen und dem Zeigefinger der linken Hand, knapp an ihrem Insertionspunkt festgehalten, während der Daumen und der Zeigefinger der rechten Hand am Nadelgriff, von unten nach aufwärts (gegen den Uhrzeiger), die beschriebenen Kratzbewegungen ausführt. Der gesamte Nadelkörper erfährt durch diese Manipulation eine Erschütterung im Sinne einer Stimulation.

e) Nadelvibration

Es handelt sich um ein rasches Auf- und Abwärtsbewegen der Nadel, wie unter Punkt a) beschrieben, sodaß eine Vibration im lotrechten Sinn erfolgt. Die Amplitude, also der „Höhenunterschied" der Auf- und Abwärtsbewegungen wird sich den Erfordernissen anpassen. Die Frequenz beträgt z. B. für eine Analgesie-Akupunktur 100–200 pro Minute.

3. Schmerzursachen und ihre Vermeidung

a) Der Insertionsschmerz ist unerheblich, wenn die Nadelspitze rasch genug eindringt. Unschlüssiges und langsames Herumdrehen, Entgleiten der Nadel während des Einsetzens, falsche Lagerung des Patienten, schlechte Sicht, behinderte Aktionsfreiheit des Arztes, sind zu vermeiden, ebenso die Punktur primärer Schmerzareale der Hautoberfläche.

b) Arterienwände, Periost oder Sehnen sollen durch die tieferdringende Nadel unverletzt bleiben. Eine Lageänderung der Nadel schafft bei derartigen Schmerzursachen Abhilfe. Sie wird bis dicht unter die Oberhaut angehoben und in geänderter Stichrichtung erneut versenkt.

c) Das „Entwinden" von Gewebe, das sich während des Rotierens um die Nadel geschlungen hat, geschieht durch sanftes Gegenrotieren.

d) Die Methode des „Einschlagens der Nadel" um den Schmerz zu mildern, ist für Kinder und empfindliche Patienten vorgesehen. Ein Führungsröhrchen, durch das die Nadel eben noch durchgleiten kann, setzt man mit der eingeschobenen Nadel auf den Akupunkturpunkt und befördert durch einen sanften Schlag mit der Fingerkuppe auf das herausragende Nadelgriffende die Nadelspitze durch die Hautoberfläche. Das Führungsröhrchen zieht der Behandler über die Nadel ab. (Wenn das Röhrchen entfernt wird, soll die Nadel nicht umkippen, weil aus Unbedacht der Nadelkörper nicht rechtzeitig erfaßt wurde. Bei glattem Nadelgriff gleitet das Röhrchen klaglos über die Nadel. Bei Verwendung von Nadeln mit rauhem Griff und einem ringförmigen Nadelknauf kann es vorkommen, daß durch Verklemmen des zu dicken oder etwas verbogenen Nadelknaufes die Nadel mit dem Röhrchen abgezogen wird. Eine vorherige Überprüfung ist ratsam. Bei einem zu weitlumigen Führungsröhrchen könnte der Nadelschaft verbogen werden. Röhrchen und Nadel müssen stets genau aufeinander abgestimmt sein. Wird die Nadel mit einer Pinzette knapp oberhalb ihrer Spitze gefaßt, darf die Spitze nicht verbogen werden.

4. Die Manipulationsmethode von BU und XIE

Die Klassiker der traditionellen chinesischen Medizin haben u. a. festgestellt, daß eine Organfunktion zwei Extreme aufweisen kann. Eine Hyperfunktion und eine Hypofunktion. Die Hyperfunktion, die exzessive Aktivität, gehört dem Erscheinungsbild der SHI-Natur an. Die Hypofunktion, die defiziente, mangelhafte Aktivität, gehört dem Erscheinungsbild der XU-Natur an.

a) SHI- und XU-Naturen:

SHI-Natur: rotes Gesicht, reizbar, empfindlich, nervös, redselig, schwatzhaft, hohe Stimme, rauher Atem, reichliches Sputum, Obstipation oder Harnretention, Thorax und Abdomen aufgebläht, rauhe Zunge, dicker Belag, Muskelspasmen, kräftiger rollender Puls, Hypertonie, akute Zustände.

XU-Natur: blaß, gedrückte Stimmung, gepeinigt, bettlägrig, apathisch, ungesprächig, schwacher Atem, kraftlos, Palpitationen, Tinnitus, Benommenheit, spontane Schweiße, Nachtschweiß, Stuhlabgänge, Harninkontinenz, nächtliche Pollutionen, fallweise abdominelle Blähungen, Handtremor, Taubheitsgefühl in den Extremitäten, blasse Zunge, Zungenbelag ist dünn und zart, Puls ist schwach, fadenförmig, Hypotonie, chronische Zustände.

Niedergeschrieben im Su WEN im Kapitel „Tiao Jing Lun" (Eine Diskussion über Kanäle).

b) Die entsprechende Regel für die Behandlung von XU und SHI wurde im Kapitel „Jing Mai Pian" (Kanäle und Pulse) im Ling Shu aufgestellt:
„Im Falle von XU – anwende: BU"
„Im Falle von SHI – anwende: XIE"
Traditionsgemäß handelt es sich um folgende Methoden:

1. Anheben und Einsenken der Nadel:

    BU: Wiederholtes zartes subcutanes Anheben der Nadel und kräftiges Einsenken

    XIE: Wiederholtes zartes Einsenken der Nadel und kräftiges subcutanes Anheben

2. Rotation der Nadel:

    BU: Langsames „Hin- und Herdrehen" der Nadel bei kleiner Amplitude

    XIE: Schnelles „Hin- und Herdrehen" der Nadel bei großer Amplitude und mit mehr Kraft.

3. Langsame und rasche Insertion der Nadel und langsame und rasche „Herausnahme" der Nadel:

    BU: Langsames Einsenken der Nadel mit sanften Drehbewegungen. Beim Herausnehmen der Nadel verweilt sie kurzfristig sub- und intracutan und wird danach rasch entfernt.

    XIE: Rasches Einsenken der Nadel und mit größerer Amplitude drehen. Langsames Entfernen der Nadel

4. Verschließen resp. Erweitern des „Akupunkturloches":

    BU: Um zu vermeiden, daß die vitale Meridianenergie (Jing Qi) entweicht, wird der Punkt, aus dem die Nadel entfernt wurde, sofort verschlossen. (Mit einem Wattetupfer den Akupunkturpunkt massieren und kräftig aufdrücken. Zur Desinfektion mit Alkohol tränken).

    XIE: Knapp bevor die Nadel entfernt wird, erweitern einige Drehbewegungen mit größerer Amplitude den genadelten Punkt, sodaß der Krankheitsfaktor (SIE QI) entweichen kann. (Eine Nachdesinfektion ist aber nicht verboten).

c) Standardmethode

Die verschiedenen Aktionen mit der Nadel können auf drei Arten von Stimulation zusammengefaßt werden:
a) Schwache Stimulation
b) Starke Stimulation
c) Mittlere Stimulation

ad a) Schwache Stimulation:

Diese Stimulation ist ein Äquivalent zur BU-Methode, die ihre Anwendung in Fällen von XU-Naturen findet und daher einer „Tonisierung" gleichkommt, da XU einen hypoergischen Zustand zur Auffassung bringt (YIN). Sobald der Patient Sensationen empfindet „DE QI" (Siehe Folgekapitel) wird die Manipulation unterbrochen. Die Manipulation besteht aus sanftem Anheben der Nadel und ebenso zartem Einsenken und wird koordiniert mit Rotationen mäßigen Ausmaßes und geringer Amplitude. (Diese

Anwendung erfolgt wie beschrieben, bei XU-Naturen und auch in Punkten im Bereich des Bauchraumes. Der Ausdruck „schwache Stimulation" ist nicht identisch mit Sedation! Einer Verwechslung ist demnach vorzubeugen).

ad b) Starke Stimulation:

Diese Stimulation ist ein Äquivalent zur XIE-Methode, die ihre Anwendung in Fällen von SHI-Naturen findet und daher einer „Sedierung" gleichkommt, da SHI einen hyperergischen Zustand zum Verstehen bringt (YANG). Infolge der kräftigen Stimulation strahlen die Sensationen bis in die distalen Bereiche der Extremitäten aus. Rotationen mit weiten Amplituden und kraftvollem Anheben und Einsenken der Nadel kann verstärkt werden durch Vibrationen und „Kratzen am Nadelgriff". (Diese Anwendung erfolgt wie beschrieben bei SHI-Patienten und ist auch für die Bereiche der Extremitäten und der Lumbalregion empfohlen).

ad c) Mittlere Stimulation:

Diese Stimulation ist den Intermediärtypen vorbehalten, den XU/SHI-Naturen als BU/XIE-Stimulation. Nach der Nadelinsertion wird gleichmäßig und sanft rotiert, angehoben und eingesenkt um eine Nadelsensation hervorzurufen. Die Nadelentfernung wird der Kondition des Patienten angepaßt.

5 DE QI

Nachdem die Nadelspitze die Haut durchdrungen hat und der Nadelkörper in tiefere Bereiche gelangt, verspürt der Patient (was nicht gleichzusetzen ist mit dem mäßigen Schmerz während der Insertion!) meistens ein „DE QI-Gefühl". Es ist eine subjektive Empfindung, wie etwa: ein Kribbeln, Elektrisieren, Fühlloswerden der Extremität, Gefühl der Anschwellung, Ameisenlaufen, ein dumpfes Gefühl, Schwere, Paraesthesien, Wärmegefühl, „als würde der Arm einschlafen" – kurzum alles, nur kein enormer Schmerz, der den Patienten aufschreien ließe. Es erscheint aus psychologischen Gründen angebracht, während der Sondierung nach dem „DE QI" dem Patienten das Register der möglichen subjektiven Gefühlsskala zu rezitieren, da derart kooperativ, eine vom Arzt gewünschte wichtige Empfindung erarbeitet wird. Es darf festgestellt werden, daß es sich wie in der allgemeinen Praxis verhält, wo ebenso ein Unterschied besteht, ob der Patient vom Arzt eher wortsparend sein Rezept erhält oder ob der Patient aus der überzeugten Einstellung zum verschriebenen Mittel aus dem Verhalten des Arztes die wohltuende Wirkung der Praescription schon „auf Vorschuß" bekommt. Auf die Wichtigkeit der Mitarbeit des Patienten wird in späteren Kapiteln noch hingewiesen. Ein guter Kontakt gleich zu Beginn der Behandlung kann nur förderlich sein.
„DE QI" ist also eine erwünschte Sensation, deren Auslösung von der Lokalisation der Punkte, der Konstitution des Patienten und von der Richtung der Nadelinsertion abhängt. Ein „DE QI" in Gesichtspunkten ruft zumeist ein Gefühl der Schwellung hervor, in der Muskulatur das einer Schwere. Nur die Handflächen, Fußsohlen, Finger- und Zehenspitzen sind echt schmerzhaft.
Der Patient soll derart gelagert bleiben, daß er nicht durch reflektorische Ausweichbewegungen den Einstich vereitelt. „DE QI" in Extremitätenpunkten vermittelt ein Gefühl des „Elektrisierens" und der Ausstrahlungen gelegentlich bis distal. Eine effiziente Behandlung braucht ein „DE QI" – womöglich rasch und mit dem Gefühl der Fortleitung. Seine Auslösung hängt nicht nur von der Konstitution des Patienten ab,

auch nicht sosehr vom Ausmaß seiner Erkrankung, sondern weitmehr von der Methodik. Also hängt „DE QI" auch von der Nadelmanipulation des Arztes ab.
Es ist absolut falsch zu glauben, ein „DE QI" wäre von der Stimulationsintensität abhängig oder ginge parallel mit der „Heftigkeit" der Gesamtmanipulation.

6. Richtung und Tiefe der Nadelinsertion

1. Die Richtung:

Der Winkel unter welchem die Nadel zur Hautoberfläche eingebracht wird, hängt von der Region und von der Art der Erkrankung ab. Die Empfehlung folgender drei Winkelgrade ist jedoch individuell zu variieren:

a) (90°) Senkrecht zur Hautoberfläche des Behandlungsgebietes wird vorwiegend über dicke Muskelpartien penetriert, wo eine besonders tiefe Akupunktur erforderlich ist, z. B. an den Extremitäten, dem Abdomen und der Lumbalregion.

b) (45°) Im Thoraxbereich, dem Rücken und einigen speziellen Stellen, z. B. **Lu 7** Lie Que, ist ein Winkel zwischen 30°–60° zu wählen.

c) (15°) Im Bereich des Gesichtes und des Kopfes, bei dünner Muskelschicht, an Punkten der Brust und des Rückens über Rippenarealen, wo tiefe Nadeln nicht gesetzt werden, beträgt der Winkel ca. 10°–20°.

Zwei oder mehrere Punkte in einem Vorgang erreicht die Nadel nur in ganz flacher Stichführung.

2. Die Tiefe der Insertion:

Eine Norm gibt es nicht, die Stichtiefe hängt vorwiegend von der Sensation des Patienten ab.

a) Punkte an den Extremitäten:

Der Punkt **KS 6** Nei Guan kann bis zu 3,5 cm und **M 36** Zu San Li bis zu knappe 5 cm tief besetzt werden. Der Körperbau und die Stärke der Muskulatur des Patienten ist ausschlaggebend.

b) Lumbosacral- und Abdominalregion:

Je nach Muskelbeschaffenheit bis zu 5 cm Tiefe.

c) Thorax- und Rückenregion:

Vorsicht auf innere Organe! Es ist hier flach und weniger tief zu akupunktieren, wogegen für die Punkte auf dem Blasenmeridian, besonders 1,5 cm bilateral der Medianlinie, Stichtiefen bis 3 cm vorgesehen sind. (45° Richtung median und ca. 2 mm lateral vom Punkt einsetzen).

d) Kopf- und Gesichtsbereich:

Hier sind eher flache Nadelungen angezeigt. Vorsicht im ophthalmologischen Bereich und bei Nadelung der Punkte: Feng Fu, Ya Men und Tian Tu.
Die Abbildung 22 zeigt die Originalwiedergabe mit englischem Text. The correct direction and depth = die korrekte Richtung und Tiefe. Unterhalb dieses Textes: Incorrect direction = unkorrekte Richtung. Die Nadel ist durch den Punkt Tiantu (Ren 22), Konzeptionsgefäß **KG 22,** geführt. Die übrigen englischen Bezeichnungen bedürfen keiner Übersetzung.

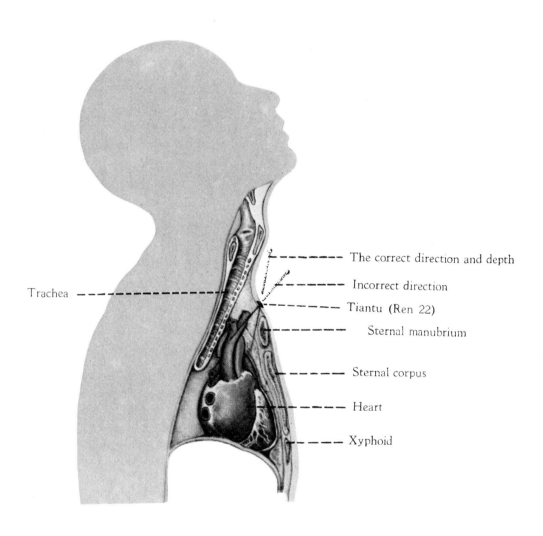

Abb. 22

Stets findet das Alter, der Körperbau und der Hautbezirk des Patienten hinsichtlich der Akupunkturtiefe eine Berücksichtigung. Bei einem schlanken Menschen wird beispielsweise eine Tiefe von 1 cm ausreichen, um in dem Punkt **KG 12** Zhong Wan eine starke Sensation auszulösen. Andererseits können 5 cm eben noch genügen, wenn der Patient sehr dick ist.
Eine sorgfältige Überlegung vor Behandlungsbeginn wird den Erfolg sichern.

7. Verweildauer der Nadel:

In besonderen Fällen, wie auch während der Behandlung akuter Schmerzen, bleibt die Nadel 30 Minuten bis zu mehreren Stunden im Akupunkturpunkt belassen. In Intervallen von wenigen Minuten fördert das Bewegen der Nadel die Stimulation. (Z. B. „Zwirbelbewegungen" oder Vibration der Nadel). Falls erforderlich, dauert diese Maßnahme bis zum Sistieren der Beschwerden.
Zur Zeit ist eine „rasche Akupunkturmethode" weit verbreitet. Ihr Vorteil besteht im Zeitgewinn und in der Verwendung weniger Punkte. Diese Methode erfordert eine besonders tiefe Stichtechnik, fallweise erfaßt die Nadel gleichzeitig mehrere Punkte und die Stimulation ist sehr stark. Ein Nadeldeponieren entfällt.

8. Zwischenfälle

a) Ohnmacht:

Ängstliche, schwache, nervöse oder Patienten, die erstmals zur Akupunkturbehandlung kommen, mobilisiert wieder ein kräftiger Druck mit dem Fingernagel oder eine Akupunktur des Punktes **LG 25** (LG 26) Rhen Zhong und **MP 6** Nei Guan. Übliches therapeutisches Vorgehen wird als bekannt vorausgesetzt und daher nicht extra beschrieben.

b) Schwer entfernbare Nadel:

Falls die Nadel nach ihrer Insertion nicht mehr rotiert, angehoben, versenkt oder entfernt werden kann, so ist der Nadelkörper durch einen Muskelspasmus oder durch Umschlingung mit Bindegewebe fixiert. Der Patient wird beruhigt und aufgefordert, seine Muskeln zu entspannen. Dann massiert der Arzt die Umgebung des Punktes. Ist die Nadel trotzdem nicht entfernbar, genügt es, zwei Nadeln knapp neben der fixierten zu setzen. Eine festgeschlungene Nadel löst sich nach einigen Gegenbewegungen.

c) Verbogene Nadel:

Eine plötzliche Lageänderung bei eingeführter Nadel kann diese durch Muskelkontraktion verbiegen. Redselige Patienten, Kinder oder Fluchtreaktionen müssen unter Kontrolle bleiben! Die Körperstelle mit der verbogenen Nadel wird in ihre ursprüngliche Lage gebracht und die Nadel entfernt. Andere Ursachen: 1. die Nadel ist zu kräftig deponiert 2. eine allzustarke Stimulation mit nachfolgendem Muskelspasmus 3. äußere Einwirkungen, ohne Beteiligung von Arzt oder Patient.

d) Abgebrochene Nadel:

Schadhaftes Nadelmaterial, Risse, Sprünge oder Arrosion an der Übergangsstelle vom Griff zum Nadelkörper kann die Ursache abgebrochener Nadeln sein. Auslösende Momente, die den Bruch herbeiführen, sind dieselben wie unter Punkt c) angeführt. Wenn es gelingt, die Nadel sofort mit einer Pinzette zu entfernen (soll stets griffbereit sein) kann man dem Patienten einen chirurgischen Eingriff ersparen.

Es ist daher ratsam: Nadel vor Behandlung überprüfen, nur einwandfreies Material verwenden, Nadelvorräte richtig lagern, genaue Auswahl an Nadeln für entsprechende Körperregionen treffen.

Anfänglich einwandfreie Nadeln können infolge regen Gebrauchs schadhaft werden. Häufiges Zurechtbiegen bedingt ein Knicken des Nadelkörpers. Elektro-Nadeln sollen nicht bis zum Griff deponiert bleiben und bedürfen, wie auch Nadeln die mittels Thermkauter oder Moxawolle erwärmt zur Anwendung kommen, einer besonderen Kontrolle.

e) Verletzung innerer Organe:

„Bei einer 53jährigen Frau trat anläßlich einer Akupunktur im Thoraxbereich ein Pneumothorax der rechten Lunge auf, der zu sofortiger Krankenhauseinweisung veranlaßte. Mit Hilfe von zwei Bülau-Drainagen konnte eine Wiederentfaltung der Lunge erreicht werden. Wegen der zunehmenden Verbreitung der Akupunktur ist an die Möglichkeit von Organverletzungen, auch im Abdominalbereich, zu denken, ebenso an Komplikationen aufgrund ungenügender Desinfektion der Akupunkturnadeln." (Schlenker et al., Dtsch. Med. Wschr. 7, 1976, 241.)

Lunge, Herz, Leber, Milz, Niere, Gehirn, Rückenmark, Blutgefäße, Magen, Darm, Harnblase, Gallenblase, Augen – Organe, die bei mangelhafter Methodik Verletzungen ausgesetzt sind. Da aber jede Behandlung mit einer Untersuchung beginnt, ist der Arzt über pathologische Zustände vor der Nadelung informiert. Die Größe der Leber, der Füllungszustand der Harnblase, das Vorliegen von Adhaesionen – kurzum das Erfassen pathologisch-topographischer Situationen vermeidet unvorhergesehene Verletzungen.

Die Beachtung der empfohlenen Stichtiefe und der Insertionsrichtung beim Vorliegen normaler Lageverhältnisse schließt eine Organverletzung aus.

Auf unvorhergesehene Bewegungen des Patienten soll der Arzt vorbereitet sein (Nießen, Husten, Reflexe, plötzliche Ohnmacht um einige Beispiele aufzuzählen) und seine Handlungsweise danach einrichten.

Nach einer „fausse route" ist Ruhe zu bewahren, den Patienten richtig lagern, ihn beruhigen und ärztlich handeln. (Erste Hilfemaßnahmen, Entscheidung für eine erforderliche Einweisung, antibiotische Prophylaxe, Kreislaufstütze, Thrombinverabreichung und andere fallgerechte Aktionen).

Infektionen durch die Akupunkturnadeln sind nicht möglich, da jeder Arzt seine Nadeln, Führungsröhrchen und Utensilien sterilisiert und die hygienischen Vorschriften im Rahmen seiner Berufsausübung einhält.

Anläßlich eines Vortrages einer Ärztedelegation aus der V. R. China, (1973 in Wien, an der Poliklinik) kam die Auffassung zur Sprache, daß die westliche Medizin die Tiefe der Nadeldepots geringer bemißt, als es in der östlichen Praxis der Fall ist. Im vorliegenden Kompendium wird dem Rechnung getragen, jedoch sei bemerkt, daß für den Anfänger und Ungeübten die Empfehlung einer weniger tiefen Nadelung für den Beginn einer Akupunkturbehandlung als risikolos gelten darf.

Im Rahmen von Einführungskursen für Akupunkturanfänger an der Wiener Poliklinik, bewahrte den Ungeübten vor einem Risiko der Vorschlag, die vorsichtiger gesetzten Nadeln, anstelle heroischer Tiefendepots, ganz einfach länger in ihrem Punkt zu belassen. Nach einiger Zeit kann man beobachten, wie sich die Nadeln umlegen resp. sind sie besonders leicht zu entfernen.

Dazu sei folgendes bemerkt. Bei bestimmten Nadelkonstellationen genügt die gekoppelte Berührung der Nadeln mit Draht, um ihre Lösung zu beschleunigen und die Haftbarkeit entsprechend zu verringern. Tiefer gesetzte Nadeln, die von selbst nicht abfallen könnten, lassen sich leichter drehen resp. entfernen. Patienten empfinden fallweise im Moment der Berührung des Drahtes mit den Nadeln das Gefühl einer „elektrischen Auslösung". (Der Draht ist isoliert und kann vom Behandler keinerlei Energie übertragen. Der „Berührungseffekt" ist ebenso mit magnetischer Drahtverbindung zu erzielen).

Der Effekt mehrerer „verdrahteter" Kopfnadeln bleibt, wie auch andere Möglichkeiten, hypothetisch.

Gedankenanstöße gäbe noch die in der Fachwelt bekannte Beeinflussung von Punkten auf dem Ohr mit magnetischen Behelfen, wie von Nogier berichtet. Ebenso interessant ist eine Bemerkung Bischko's in einem seiner Vorträge, daß es wahrscheinlich nicht einerlei sei, ob eine Nadel mit den Fingern des Behandlers berührt werde oder ob sie der „Patient" setzt.

(Qi, als elektromagnetische Information, in Kanälen mit Feldcharakter zirkulierend, bietet sich als Denkmodell an).

9. Andere Akupunkturmethoden

(1) Die Dreikantnadel

Diese Nadel wird nicht wie eine Akupunkturnadel in einen Punkt versenkt und deponiert, sondern dient zum „Pieken" besonderer Hautstellen. Zwei Arten von „Pieken" sind bekannt:

a) Das rasche Pieken:

vorwiegend an Finger- und Zehenspitzen, im Bereiche der Temporalregion und an der Spitze des Ohres. Mit den Fingern der linken Hand wird das Gebiet des Einstiches fest umfaßt („Fingerdruckanaesthesie"), Daumen und Zeigefinger der rechten Hand halten die Dreikantnadel, während der Mittelfinger, an die Nadel angepreßt, die Stichtiefe reguliert.

Nach einem raschen Einstich wird die Nadel sofort zurückgenommen. Die Stichtiefe, wie bei einer Blutabnahme soll eine Blutung bewirken. Durch Pressen der gepiekten Stelle kann die Blutmenge vermehrt werden. (Eine sterile Einmal-Impflanzette könnte auch zur Verwendung kommen, doch steht die Blutung bald still, da der Einstich nicht sternförmig ist, sondern einfach und glatt. Bei Migränebehandlung vermißt man daher den erwünschten, eher stärkeren und anhaltenderen „Blutstrom". Es erfordert zumeist ein abermaliges Inzidieren).

b) Das langsame Pieken:

ist gleichzusetzen einem kleinen venösen Aderlaß. Nach Anlegen einer Staubinde wird die oberflächlich gelagerte Vene punktiert. Z. B. der Punkt Chi Ze, Lunge 5 wie auch der Blasenmeridianpunkt Wei Zhong.

Die Indikationen:

Fieberhafte Zustände, Blutstasis, posttraumatische Schwellungen, Abszesse, Hauterkrankungen etc.

Sonnenstich, hohes Fieber mit Konvulsionen, Tonsillitis, akute Conjunctivitis, akute Gastroenteritis, Rückenprellung, Verstauchungen, Kopfschmerzen, Dyspepsie und Malnutritions-Syndrom kleiner Kinder, Neurodermatitis etc.

Bemerkung: Sterilisation und Asepsis beachten, schwache, alte, anaemische Patienten, Schwangere und Patienten mit haemorrhagischer Diathese eignen sich für diese Methode nicht. Medikamentöse Vorbehandlung (z. B. Antikoagulantia) beachten.

(2) Die „Pflaumenblüten-Nadel"

Diese Hautnadel, auch „Siebenstern-Nadel" genannt, ist seit mehr als 2000 Jahren bekannt und wird in der Praxis und an Kliniken verwendet. (Es gibt auch Fünfstern-Nadeln.)

a) Manipulation:

Die Handhabung erfolgt elastisch aus dem Handgelenk, ohne Mitbewegung der Schulter oder des Ellenbogens. Die derzeit lieferbaren Modelle haben einen biegsamen Handgriff, der das „Beschnellen" der entsprechenden Hautareale gut ermöglicht. Ein Verkanten während des Auftreffens der „sieben Sterne" auf der Haut ist zu vermeiden. Exaktes Auftreffen und sofortiges Abheben des Instrumentes, ein federierender Vorgang, ist technisch richtig.
Die Konstitution des Patienten, sein Krankheitszustand und die indizierten Hautareale sind für die Stimulation maßgebend. Diese kann schwach, mäßig stark und kräftig sein. Kinder, schwächliche und nervöse Patienten oder solche, die zum ersten Mal zur Akupunkturbehandlung kommen, werden nur schwach behandelt. Starke Perkussion ist gegen starke Schmerzen und bei relativer Hautunempfindlichkeit angebracht.

b) Lokalisation:

1. Korrespondierende Stellen entlang der Wirbelsäule:

Segmental paravertebral und entlang des Blasenmeridians bei Erkrankung innerer Organe und des Nervensystems z. B. bilateral, paravertebral von Th. V bis Th XII sowie im Bereich des oberen Abdomens bei Gastralgien. Obstipation: Perkussion der Sakralregion. Insomnie: Nacken, Sakral- oder Mastoidregion.

2. Lokalisation entsprechend des Meridianverlaufs:

Es werden Stellen ausgewählt, die der therapeutischen Proprietät des Meridianverlaufs oder der therapeutischen Indikation von Punkten entsprechen. (M 36 Zu San Li und KS 6 Nei Guan gegen gastrische Beschwerden).

3. Das affizierte Gebiet:

Die Hautareale bei Neurodermatitis sollen nach einer Nadelung mit der „Pflaumenblüte" mäßig bluten.
Erkrankungen im Brustraum projizieren ihre therapeutischen Einflußgebiete auf die Hautzonen der Intercostalräume. Erkrankungen des Schädels und des Gesichtes korrespondieren mit Zonen der Stirne, der Temporalgegend, kraniocirculär sowie entlang der Muskelverteilung im Nackengebiet.

4. Die Nadelung analog palpierter oder sensitiver Areale:

Das Auftreten von subcutanen Knötchen und tastbarer Stränge oder hypo/hypersensibler Hautstellen als Folgeerscheinung von Erkrankungen, sind in ihrem Verlauf zu nadeln.

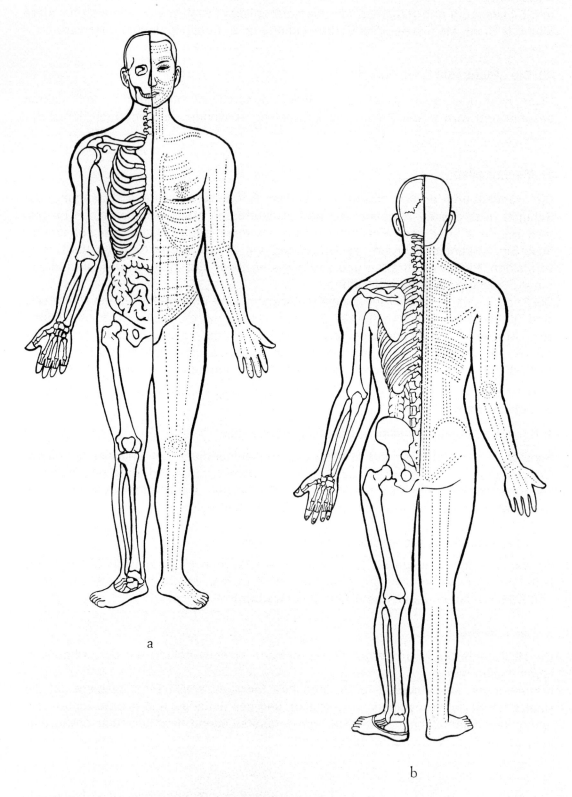

Abb. 23

c) Indikationen:
Neurasthenie, Neurodermatitis, Erysipel, Hemiplegie, Haarausfall, Migräne, Enuresis, Arthritis, Gastroenteritis chron., Neuralgie und einige gynäkologische Indikationen.

d) Bemerkungen:
Vor Aufnahme der Behandlung sind die Nadeln auf ihre Tauglichkeit zu prüfen. (Die Richtlinien der Hygiene beachten! Sterilisation, Desinfektion, Cave: z. B. Hepatitis!) Hautulcera, posttraumatische Hautverletzungen oder nicht exakt erstellbare Indikationen bleiben einer andersgearteten Behandlungsmethode vorbehalten.
Die derzeit erhältlichen „Pflaumenblüten-Nadeln" können in ihre Bestandteile zerlegt, die Nadeln, nach Abschrauben ihrer Halterung einzeln entnommen und sterilisiert und die hitzeempfindlichen Teile chemo-physikalisch gereinigt werden.
Soll z. B. ein einzelner Punkt (M 36) ganz genau getroffen werden, was aus freiem Schwung heraus gar nicht so einfach ist, bedient man sich der Elastizität des Stieles. Die „Blüte" ruht mit ihren Spitzen auf dem Akupunkturpunkt, während der Handgriff des Stieles so fest gehalten bleibt, daß der „Blütenkopf" über den Aku-Punkt angehoben wird, was dank der Elastizität des Stieles möglich ist. Nach Loslassen des Blütenkopfes schnellen die Nadeln gegen den Punkt. Die Intensität dieses Vorganges ist dosierbar. Sobald die Nadel die Haut getroffen hat, ist die Blüte sofort abzuheben.
Heute, nach über 2000 Jahren fügen sich die Behandlungsmethoden der alten Klassiker der chinesischen Medizin gut in die Erkenntnisse der neuen Zeit ein.

(3) Die Elektro-Nadeln
Die chinesische Medizin hat gegen 1934 mit Elektro-Akupunktur, in Fortführung der händischen Manipulationsmethode, die therapeutischen Möglichkeiten bereichert.
Zwei Nadeln werden nach Auftreten des „DE QI-Gefühls" an eine Stromquelle geschlossen und elektrisch stimuliert. Dadurch gewinnt man Zeit, da die händische Manipulation entfällt, wie auch die Stimulation zu verstärken und besser abzustimmen ist.
Die Behandlungsdauer beträgt durchschnittlich 10–20 Minuten. In besonderen Fällen eine halbe Stunde. Zu Behandlungsbeginn braucht der Patient 1–2 Minuten, um sich an die Elektrostimulation zu adaptieren. Der Strom ist also nicht brüsk hochzuschalten. Im weiteren Verlauf kann sich der Patient an die Stimulation soweit gewöhnt haben, sodaß sein Empfinden in einem scheinbaren Nachlassen der Stimulationsstärke besteht, worauf die Dosis erhöht werden kann.
Die verschiedenen Variationsmöglichkeiten hinsichtlich Frequenz, Intensität, Wellenart, Rhythmus, je nach Apparat, gewährleisten eine individuelle Anwendung.
Bessere Behandlungsresultate als nach händischer Manipulation sind zu beobachten bei: Neuralgien, Neuroparalyse, Spasmen und zur Blockierung von Schmerzzuständen. CAVE: ernsthafte Cardiopathien. Wegen der Möglichkeit auftretender Muskelspasmen ist an Nadelzwischenfälle zu denken.
Mäßige Muskelspasmen oder Zuckungen rhythmischer Art, Auftreten von Fühllosigkeit, Schwere oder Schwellungsgefühl sind Erscheinungen meist harmloser Natur und als normal anzusehen.
Im Gesicht, unterhalb der Knie und Ellenbogen soll die Stromstärke nicht übermäßig sein.
Die Wahl der Einsatzpunkte dieser zwei Nadeln kann sich nach den Punkteangaben im Abschnitt VII. „Analgesie" richten oder die Auswahl erfolgt anhand der „Selektionstabellen". Die bessere Möglichkeit besteht in der selbständigen Erarbeitung der Punktelokalisation.

CAVE COR! M. Baum, A. Bäuerle und J. Richter warnen: „Mit Akupunktur-Impulsen geringer Intensität kann ein Herz bei direkter Anspeisung zum Flimmern gebracht werden."

Die zwei Elektronadeln, wie sie ursprünglich vorgesehen waren, erfahren allmählich eine Ergänzung, die Verdrahtungen variieren und vorsichtig eröffnet sich einem das Gebiet der Analgesiemethodik, deren praktische Durchführung den entsprechenden Institutionen und Fachexperten vorbehalten bleibt. (Aufschlußreiche Literatur im Kongreßbericht 1975, Herausgeber: Dr. J. Bischko, Verl. H. Egermann, Wien, 1976).

Die Stimulationsdauer der beiden Elektronadeln ist mit 10 bis 30 Minuten angegeben. Das ist eine Empfehlung. Praktische Erfahrungen (z. B. dorsale, blande Schmerzen im OL-Bereich, beim Aus- und Einatmen gleichbleibend, auf Kompression schmerzfrei, pleuro-pulmonal O. B., Schulterbewegungen verstärken den Schmerz, Gelenk unauffällig. Th.: In **B 11** und **B 60** eine E-Nadel) können fallabhängig, mit 60 Sekunden ebenso therapeutische Effekte beobachten lassen. Es gibt keine starre Regel.

Eine Regel allerdings, daß die Meridiantheorie die Basis aller Akupunkturpraktiken sein soll, bleibt gleich.

(4) Die Intradermal-Nadel

Als Verweil-Nadel, die es in verschiedenen Ausführungen gibt, bleibt sie über einen Zeitraum von mehreren Stunden bis zu sieben Tagen deponiert. Ihre Anwendung findet sie bei chronischen oder schmerzhaften Erkrankungen.

Vor der Fixation mit Klebestreifen sind genaue hygienische Maßnahmen zu treffen. Im Bereich von purulenten Hautstellen erfolgt keine Insertion. Das Einsetzen der Nadel geschieht mit steriler Pinzette. Die Einstichrichtung, abgesehen von der „reißzweckähnlichen" Nadel, ist senkrecht oder schräg.

Wenn die Nadel über eine längere Zeit deponiert bleibt, soll ihr Sitz und das benachbarte Hautareal unter Kontrolle stehen.

10. Moxibustion

Unter Moxibustion versteht man die Behandlung von Erkrankungen durch Hitzeeinwirkung auf bestimmte Hautpunkte oder Hautbezirke.

Durch Beschicken des Nadelgriffes mit Moxawolle erwärmt sich der Nadelkörper im Verlauf des Verglimmens der Wolle. Man spricht von einer Behandlung mit warmer Nadel ((Litschauer[48]).

11. Schröpfmethode

Ein erzeugtes Vacuum in verschieden großen glockenähnlichen Hohlkörpern aus Glas bewirkt nach dem Aufsetzen auf die Haut einen kräftigen Sogreiz, der therapeutisch genutzt wird. Anstelle von Glas gibt es auch Schröpfköpfe aus Keramik, Metall, Bambus und anderem Material (Litschauer[48]).

Die Schröpfkopfmethode setzt mehrere Mechanismen in Gang, deren Erörterungen hier nicht vorgesehen sind.

In jüngster Zeit wurde in der chinesischen Medizin das Wissen der modernen Physiologie und Anatomie mit der Theorie der Meridianverläufe und deren Verzweigungen koordiniert und in die klinische Praxis umgesetzt.

Diese neue Konzeption hat die Bedeutung mancher traditioneller Praktiken gewandelt, sodaß beispielsweise die in manchen westlichen Akupunkturbüchern beschriebene Pulsdiagnose und ihre sorgsame Auslegung, nunmehr einer physiologischen Betrachtungsweise den Vorrang überläßt.

Im folgenden wird diese neue Auffassung dargelegt.

V. REGELN FÜR DIE PUNKTESELEKTION

Eine wohlüberlegte Auswahl und Formulierung der Punkte ist die Grundlage für eine effiziente Behandlung. Vorausgesetzt wird die Kenntnis der Meridiantheorie, eine klare Vorstellung über die Meridianverläufe und deren Verzweigungen, über die Punkteverteilung und die pathologische Symptomatologie der einzelnen Meridiane.
Am Anfang der Therapie steht jedoch die naturwissenschaftlich-medizinische Diagnose mit der vorangegangenen Anamnese.
Es ist zunächst die Frage zu klären, ob organische oder funktionelle Beschwerden vorliegen. Um kein wichtiges Symptom zu übersehen, sei auf die 11 sogenannten Pflichtfragen, wie sie ANSCHÜTZ, in den Heidelberger Taschenbüchern, Verl. Springer, 1975, „Die körperliche Untersuchung" – (eine Fundgrube für den praktischen Arzt) – darlegt, hingewiesen.

1. Gewichtsentwicklung (Schnelle Zunahme: Ödeme, rasche Abnahme: Tumor/ Infekte)
2. Appetit (Gastritis)
3. Durst (Diabetes mellitus)
4. Schlaf („Nervös", Cerebralsklerose, Angstträume als Vorläufer eines Lungenödems oder eines Asthma cardiale)
5. Stuhlgang (Abführmittelabusus)
6. Wasserlassen (Nycturie, Herzinsuffizienz, Prostatahypertrophie)
7. Husten, Auswurf (Bronchitis, Tumor)
8. Nachtschweiß (Tbc)
9. Menstruationsstörungen (Gravidität)
10. Medikamente, die zur Zeit eingenommen werden (Nebenerscheinungen, Überempfindlichkeit)
11. Alkohol und Nikotin (Leber, Gefäßerkrankungen, Bronchialtumor)

Die Erhebung der Anamnese und die körperliche Untersuchung bringen den Arzt in die unmittelbare geistige und körperliche Berührung mit dem leidenden Menschen, worauf kein Arzt verzichten kann und darf. (Soweit ANSCHÜTZ).

Das Erfassen der psychischen Situation des Patienten, das Erfahren seiner familiären und sozialen Verhältnisse, die körperliche Untersuchung wie auch die Bewertung medizinisch-technischer Daten wird demnach die Akupunkturbehandlung einleiten.
Sobald die naturwissenschaftlich-medizinische Diagnose feststeht und eventuelle vordringliche Maßnahmen wie z. B. Digitalisierung, Infusionen, chirurgische Interventionen, antibiotische Therapie eingeleitet wurden, beginnt die Erarbeitung der Punktewahl und der Therapiemethode.

Dazu gehört eine Analyse:
der **Symptome**
der **Art und Natur der Krankheitserscheinungen**
der **Organbeteiligung**
der **Meridianbeteiligung**

Folgender Vorgang ist klinisch am geläufigsten:

1. Selektion distaler Punkte, die dem Meridianverlauf entsprechen
2. Selektion lokaler und angrenzender Punkte
3. Selektion symptombezogener Punkte (In späteren Abschnitten kurz ,,Symptompunkte'' benannt)
4. Selektion spezifischer Punkte
5. Selektion von Punkten, die der Innervation entsprechen

ad 1. Auswahl distaler Punkte auf dem Meridianverlauf:

Nach der Entscheidung, welcher Meridian oder welches Organ zur Behandlung in Frage kommt, wählt man Punkte, die an den Extremitäten gelegen sind und sich unterhalb des Ellenbogens oder der Knie befinden.
Zum Beispiel für das Gesicht: **Di 4** He Gu, für die Temporalgegend: **3E 5** Wai Guan; für den Vertex: **Dü 3** Hou Xi; gegen Oberbauchbeschwerden: **M 36** Zu San Li; für die Regio hypochondrica: **G 34** Yang Ling Quan oder bei Erkrankungen im Bereiche der dorso-lumbalen Region: **B 54** (B 40) Wei Zhong.
Diese Methode ist anwendbar im Falle von Erkrankungen im Kopfareal, Gesicht, Stamm und innerer Organe.

Ad 2. Auswahl lokaler und angrenzender Punkte:

Darunter ist die Selektion sensitiver Punkte im lokalen oder im angrenzenden Gebiet zu verstehen.
Zum Beispiel bei Zahnschmerzen und Mandibularerkrankungen: **M 3** (M 6 Ja Che und **M 2** (M 7) Xia Guan; Augenerkrankungen: **B 1** Jing Ming, Extra 4 Qiu Hou = **PaM 8** und Extra 2 Tai Yang = **PaM 9**; krankhafte Zustände im Cavum pelvis: **KG 3** Zhong Ji und **B 32** Ci Liao; gastrische Erkrankungen: **KG 12** Zhong Wan sowie **M 21** Liang Men.
Die beiden angeführten Methoden (1+2) werden stets kombiniert. Einige Beispiele für diese Punktekombinationen sind in einer Tabelle zur besseren Übersicht zusammengefaßt. (Tab. 1)

ad 3. Auswahl symptombezogener Punkte:

Darunter versteht man Punkte mit therapeutischem Einfluß auf die Symptome verschiedener Erkrankungen. Eine Tabelle zeigt einige Beispiele. (Tab. 2)

ad 4. Auswahl spezifischer Punkte:

a) YU-Punkte
b) MU-Punkte
c) YUAN-Punkte
d) LUO-Punkte
e) 5 SHU-Punkte
f) XI-Punkte
g) Acht einflußreiche Punkte
h) Acht Konfluenz-Punkte

a) **YU-Punkte:** (Rücken-, Blasen-, Beifalls-, Zustimmungspunkte)

Diese Punkte liegen auf dem Blasenmeridian, bilateral, 1,5 cun von der Medianen entfernt. Jeder Punkt steht in Relation zu einem inneren Organ. Wenn dieses gestört ist, ändert sich die Reaktionslage des Punktes. Er wird druckempfindlicher, hypersensibel und wird deshalb zur Behandlung gewählt.
Z. B. Gastritische Beschwerden: Punkt **B 21** Wei Yu. Bei Erkrankung der Harnblase: Punkt **B 28** Pang Guang Yu.
Die Indikation der YU-Punkte erstreckt sich auch auf die Behandlung der Sinnesorgane, aufgrund ihrer Organzuordnung. Z. B. **B 18** Gan Yu, der YU-Punkt für die Leber bei Erkrankung der Augen; **B 23** Shen Yu, der YU-Punkt für die Niere bei Erkrankung der Ohren etc.
Bemerkung: Die Insertion der Nadel ist bei den YU-Punkten etwa 2 mm lateral vom eigentlichen Punkt entfernt und die Stichrichtung 45° gegen die Medianlinie geneigt.
Eine segmentbezogene Aufstellung der YU-Punkte in Tabellenform siehe (Tab. 3)

b) **MU-Punkte:**

Diese Punkte ähneln den YU-Punkten zumal sie auch mit inneren Organen in Verbindung stehen. Sie liegen ventral auf Brust und Abdomen, median und lateral. Die meisten dieser Punkte kommen häufig zur Anwendung. (Der Charakter von Alarmpunkten ist eher den Xi-Punkten vorbehalten). Eine Tabelle trennt die Lokalisation in median und lateral. (Tab. 4)
Nachdem jedes ZANG-Organ (Yin) und FU-Organ*) (Yang) einen korrespondierenden YU- und MU-Punkt hat, können auch beide Punkte gemeinsam gewählt werden. Diese Kombination ist in einer Tabelle festgehalten. (Tab. 5)

c) **YUAN-Punkte:** (Quellpunkte)

Sie liegen im Bereich der Hand- und Fußgelenke und ändern ihre Reaktionslage bei Erkrankung der ihnen zugeordneten inneren Organe. Für die Behandlung innerer Organe sind sie von Bedeutung. Sie sind in einer Tabelle übersichtlich geordnet. (Tab. 6)

d) **LUO-Punkte:** (Lo-, Passage-, Kopplungs-, Durchgangspunkte)

Jeder der 14 Meridiane, auch die beiden Extra-Gefäße DU und REN, syn.: Lenkergefäß LG und Konzeptionsgefäß KG, haben einen Luo-Punkt. Der Milz-Pankreas-Meridian besitzt zwei solcher Punkte.
Der Luo-Punkt dient als Kommunikation zwischen den Yin- und Yang-Meridianen und wird zur Behandlung von Erkrankungen herangezogen, welche beide verbundene, äußere und innere Meridiane betreffen.
Die Yang-Yin-Darstellung ist in einer Tabelle ersichtlich. (Tab. 7)
Die YUAN-LUO Kombination:
Die Indikation der Yuan-Punkte richtet sich nach den Symptomen ihrer zugehörenden Meridiane, bei den Luo-Punkten nach den Symptomen der „Extern-Intern-Relation". Eine Kombination ergibt daher gute Behandlungsresultate. Wenn ein Meridian gestört ist, wird der Yuan-Punkt dieses Meridians primär als Hauptpunkt und der Luo-Punkt, seines in „Extern-Intern-Relation" stehenden Meridians sekundär akupunktiert.

---

*) ZANG: H, Lu, MP, N, Le, KS. – FU: Di, Dü, G, B, M, 3 E.

Z. B. steht der Lungenmeridian (Hand-Taiyin) funktionell mit dem Dickdarmmeridian (Hand-Yangming) in extern-interner Relation.
Wenn der Lungenmeridian gestört ist, können die Punkte **Lu 9** Tai Yuan und **Di 4** Pian Li mit der Nadel besetzt werden. Sollen Störungen des Dickdarmmeridians zur Behandlung kommen, bietet sich die Kombination: **Di 4** He Gu und **Lu 7** Lie Que an.
Die Kombination für alle 12 Meridiane scheint tabellarisch auf. (Tab. 8)

e) 5 SHU-Punkte:

Jeder Meridian besitzt 5 sogenannte „Transportpunkte" deren Lokalisation von den Fingerspitzen bis zum Ellenbogen resp. von den Zehenspitzen bis zum Knie reicht. Die Stimulation eines jeden dieser SHU-Punkte bewirkt eine spezifische therapeutische Aktion. (Shu I): Jing-Quelle-Punkte sind indiziert bei Geistesstörungen, Reizbarkeit und Rastlosigkeit; (Shu II): Yung-Bach-Punkte, bei fieberhaften Zuständen; (Shu III): Shu-Fluß-Punkte, bei Rheumatismus; (Shu IV): Jing-Strom-Punkte, bei Husten, Asthma und pharyngo-laryngealen Erkrankungen; (Shu V): He-See-Punkte, bei gastro-intestinalen Erkrankungen und solchen der FU-Organe. In einer Tabelle sind die Shu-Punkte nach ihrer Meridianzugehörigkeit aufgegliedert in: 3 Yin-Hand- und 3 Yin-Fuß-Meridiane; 3 Yang-Hand- und 3 Yang-Fuß-Meridiane. (Tab. 9)

f) XI-Punkte:

Die Xi-Punkte werden in akuten Fällen stimuliert, sowohl bei akuten Erkrankungen von Organen wie auch beim Auftreten akuter Krankheitszustände im Bereich der Meridianverläufe. So wird bei akuter Haemoptysis: **Lu 6** Kong Zui stimuliert. Abdominelle Schmerzen, Borborygmi (Darmkollern) erfordern eine Stimulation des Punktes **Di 7** Wen Liu; Akute Gastralgien: **M 34** Liang Qiu; Akute dysmenorrhoische Schmerzen: **MP 8** Di Ji. In einer Tabelle gelangen 16 Xi-Punkte zur Angabe, da außer den 12 regulären Meridianen auch die zusätzlichen Meridiane Yin Jiao, Yin Wei, Yang Jiao und Yang Wei einen Xi-Punkt besitzen. (Tab. 10)

g) Die acht einflußreichen Punkte:

Jeder dieser acht Punkte vereinigt (Reunionspunkte) in sich eine vielfältige Wirkung.
Der Punkt **Le 13** Zhang Men wird gegen eine Erkrankung aller Zang-Organe eingesetzt. (Herz, Lunge, Milz-Pankreas, Niere, Leber, Kreislauf-Sexus)
Der Punkt **KG 12** Zhong Wan ist zuständig für alle Fu-Organe (Dickdarm, Dünndarm, Galle, Blase, Magen, 3 Erwärmer). Qi wird beeinflußt durch Stimulation des Punktes **KG 17** Shan Zhong: Husten Kurzatmigkeit, respiratorisches System.
Der Punkt **B 17** Ge Yu beeinflußt nach seiner Stimulation: Haemoptysis und konsumierende Erkrankungen.
Für Erkrankungen der Sehnen und der Muskeln ist **G 34** Yang Ling Quan zuständig: Muskelatrophie und Paralysen.
Lu 9 Tai Yuan: ist der einflußreiche Punkt gegen vaskuläre Erkrankungen.
Rheumatische Gelenksschmerzen können durch Stimulation des Punktes **B 11** Da Zhu beeinflußt werden. Der Punkt **G 39** Xuan Zhong beeinflußt das „Mark" und seine Indikationen sind ausgerichtet auf: Apoplexie, Paralyse, Hemiplegie et sim.
Eine Tabelle ergänzt obige Aufzählung. (Tab. 11)

h) Die acht Konfluenz-Punkte (welche die acht Extrameridiane verbinden):

(In der westlichen Literatur bekannt als Wundermeridiane mit ihren Kardinal- und Kommandopunkten, wie auch als außergewöhnliche Gefäße oder MO's).

Unter den 12 regulären Meridianen gibt es an den Extremitäten 8 Punkte die mit den 8 zusätzlichen Meridianen (Extrameridiane) verbunden sind. Die Stimulation dieser Punkte hat eine therapeutische Einwirkung auf Krankheiten (Dysregulationen), die sowohl die regulären wie auch die zusätzlichen Meridiane betreffen. Es gibt vier Paare von Punkten an der oberen und an der unteren Extremität. In der Praxis kann man einen Punkt von den oberen Paaren mit einem Punkt von den unteren Paaren kombinieren. Es eignet sich bei Erkrankungen der Herz-, Magen- oder Brustregion die Kombination des Punktes: **KS 6** Nei Guan mit dem Punkt: **MP 4** Gong Sun; bei Erkrankungen im Bereich der Nacken-, Schulter-, Rücken- und der inneren Canthusregion: **Dü 3** Hou Xi mit **B 62** Shen Men; bei Erkrankungen der Wangen-, retroaurikulär- und äußeren Canthusregion: **3E 5** Wai Guan mit **G 41** Liu Qi kombiniert gegeben. Erkrankungen der Lunge, des Brustraumes und des Rachens werden mit der Kombination: **Lu 7** Lie Que und **N 3** (N 6) Zhao Hai behandelt.

Je nach pathologischer Gegebenheit werden diese Punkte auch einzeln angewendet. Eine Tabelle veranschaulicht Punkte und Meridiane. (Tab. 12)

ad 5. Auswahl von Punkten, die der Innervation entsprechen:

Bei Erkrankungen des Kopfes, des Stammes, der Extremitäten und der inneren Organe werden die innervationsbezogenen Hautareale mit der „Pflaumenblüten-Nadel" stimuliert. (Spinalnerven, Nervenplexus, Nervenstämme). Die korrespondierende Region des Punktes **Extra 21** Hua Tuo Jia Ji = **PaM 85** ist besonders geeignet.

Verschiedene Fallbeispiele zeigen die Kombinationsmöglichkeiten der angeführten Punkteauswahl. Dazu sei aus BACHMANN[3] zitiert: Das Können des Akupunkteurs sollte soweit entwickelt werden, daß mit einem Minimum an Punkten (ein oder zwei Nadelstichen) ein Optimum an Wirkung erreicht wird.

Für die Akupunkturpraxis erweist sich das Sammeln von Daten als sehr lohnenswert. Daten, die sich aus der sehr empfehlenswerten Zusammenarbeit mit Fachärzten ergibt, wie auch Daten der gesetzten Punkte und therapeutischen Ergebnisse, eingeschlossen sonstiger Beobachtungen im Verlaufe der Behandlung.

(NGUYEN VAN NGHI: Pathogenese und Pathologie der Energetik in der chin. Medizin, Verlag Uelzen, 1975, ist ein wertvoller Beitrag, in extenso, zu obiger Thematik).

Tabelle 1

Region	Lokale Punkte / Angrenzende Punkte	Distale Punkte Obere Extremität	Distale Punkte Untere Extremität
Stirn	Yin Tang = **PaM 3** G 14 Yang Bai	Di 4 He Gu	
Gesicht und Wange	M 7 (M 4) Di Cang M 3 (M 6) Jia Che	Di 4 He Gu	M 44 Nei Ting
Auge	B 1 Jing Ming M 4 (M 1) Cheng Qi	Dü 6 Yang Lao	G 37 Guang Ming
Nase	Di 20 Ying Xiang Yin Tang = **PaM 3**	Di 4 He Gu	
Nacken Hals	KG 23 Lian Quan KG 22 Tian Tu	Lu 7 Lie Que	N 3 (N 6) Zhao Hai
Brust	KG 17 Shan Zhong Punkte entlang D1–D7 (bilateral geben)	Lu 6 Kong Zui	M 40 Feng Long
Oberbauch	KG 12 Zhong Wan Punkte entlang D9–L2	MP 6 Nei Guan	M 36 Zu San Li
Unterbauch	KG 4 Guan Yuan Punkte entlang L2–S4 (bilateral geben)		MP 6 San Yin Jiao
Temporalregion	Tai Yang = **PaM 9** G 8 Shuai Gu	3E 5 Wai Guan	G 41 Zu Lin Qi
Ohr	G 2 Ting Hui Dü 19 Ting Gong 3E 17 Yi Feng	3E 3 Zhong Zhu	G 43 Xia Xi
Rippen, Hypochondrium	Le 14 Qi Men B 18 Gan Yu	3E 6 Zhi Gou	G 34 Yang Ling Quan
Occiput, Nacken	G 20 Feng Chi B 10 Tian Zhu	Dü 3 Hou Xi	B 65 Su Gu (Shu Gu)
D1–D7	KG 13 (KG 14) Da Zhui B 13 Fei Yu		B 60 Kun Lun

Region	Lokale Punkte Angrenzende Punkte	Distale Punkte	
		Obere Extremität	Untere Extremität
D8–L2	**B 18** Gan Yu **B 21** Wei Yu		**B 40** Wei Zhong
L2–S4	**B 23** Shen Yu **B 25** Da Chang Yu		**B 51**(B 37) Yin Men
Anus	**LG 1** Chang Qiang **B 30** Bai Huan Yu		**B 57** Cheng Shan
Schultergelenk	**Di 15** Jian Yu **Dü 9** Jian Zhen	**Di 11** Qu Chi	
Ellbogengelenk	**Di 11** Qu Chi **Di 10** San Li **3E 5** Wai Guan		
Handgelenk	**Di 4** He Gu **Dü 3** Hou Xi		
Hüftgelenk	**G 30** Huan Tiao Punkte entlang L4–L5 (bilateral geben)		**G 34** Yang Ling Quan
Kniegelenk	**M 35** Du Bi **G 34** Yang Ling Quan		
Sprunggelenk	**M 41** Jie Xi **G 40** Qiu Xu **N 5** (N 3) Tai Xi		

Tabelle 2

Einige Beispiele für die Selektion symptombezogener Punkte	
Symptom	Punkte
Fieber	**LG 13** (LG 14) Da Zhui, **Di 11** Qu Chi, **Di 4** He Gu
Schock	**LG 25** (LG 26) Ren Zhong, **KG 8** Shen Que: Moxibustion! **KG 4** Guan Yuan, **KS 6** Nei Guan, **KS 9** Zhong Chong
Hyperhidrosis	**H 6** Yin Xi, **N 7** Fu Liu
Nachtschweiß	**Dü 3** Hou Xi, **H 6** Yin Xi
Insomnie	**H 7** Shen Men, **MP 6** San Yin Jiao, **N 5** (N 3) Tai Xi **LG 23** (LG 24) Shen Ting, Si Shen Cong = **PaM 1**
Schlafstörende Träume	**B 15** Xin Yu, **H 7** Shen Men, **Le 3** Tai Chong
Masseterspasmus	**M 2** (M 7) Xia Guan, **M 3** (M 6) Jia Che, **Di 4** He Gu
Salivation	**KG 24** Cheng Jiang, **M 7** (M 4) Di Cang, **Kg 23** Lian Quan
Palpitation	**KS 6** Nei Guan, **KS 4** Xi Men
Schmerzen in der Herzregion	**KG 17** Tan Zhong (Shan Zhong), **KS 6** Nei Guan
Husten	**KG 22** Tian Tu, **Lu 7** Lie Que, **MP 6** San Yin Jiao
Schluckbeschwerden	**KG 22** Tian Tu, **KS 6** Nei Guan, **KG 23** Lian Quan
Nausea Vomitus	**KS 6** Nei Guan, **M 36** Zu San Li
Singultus	**B 17** Ge Yu, **M 36** Zu San Li
Flatulenz	**M 25** Tian Shu, **MP 6** San Yin Jiao, **M 36** Zu San Li, **KG 11** Jian Li, **KG 6** Qi Hai
Schmerzen in der Regio hypochondrica	**3E 6** Zhi Gou, **MP 6** San Yin Jiao, **Le 14** Qi Men, **MP 9** Yin Ling Quan
Diarrhoe Dyspepsie	**M 36** Zu San Li, **MP 4** Gong Sun, **M 25** Tian Shu, **KG 6** Qi Hai

Symtom	Punkte
Harnretention	**MP 6** San Yin Jiao, **MP 9** Yin Ling Quan
Spermatorrhoe Impotenz Ejac. praecox	**KG 4** Guan Yuan, **MP 6** San Yin Jiao
Harninkontinenz	**KG 2** Qu Gu, **MP 6** San Yin Jiao
Obstipation	**M 25** Tian Shu, **3E 6** Zhi Gou
Wadenkrampf	**B 57** Cheng Shan
Pruritus	**Di 11** Qu Chi, **MP 10** Xue Hai, **MP 6** San Yin Jiao
Asthenie	**KG 4** Guan Yuan, **M 36** Zu San Li
Rectumprolaps	**LG 1** Chang Qiang, **B 57** Cheng Shan

Tabelle 3

Die Yu-Punkte		
Inneres Organ	Yu-Punkte	Lokation
Lunge	**B 13** Fei Yu	D 3
Kreislauf-Sexus	**B 14** Jue Yin Yu	D 4
Herz	**B 15** Xin Yu	D 5
Leber	**B 18** Gan Yu	D 9
Gallenblase	**B 19** Dan Yu	D 10
Milz-Pankreas	**B 20** Pi Yu	D 11
Magen	**B 21** Wei Yu	D 12
Drei Erwärmer	**B 22** San Jiao Yu	L 1
Niere	**B 23** Shen Yu	L 2
Dickdarm	**B 25** Da Chang Yu	L 4
Dünndarm	**B 27** Xiao Chang Yu	S 1
Blase	**B 28** Pang Guang Yu	S 2

Tabelle 4

Die Mu-Punkte	
Mu-Punkte auf Brust u. Abdomen lateral	Mu-Punkte auf Brust u. Abdomen median
Lunge **Lu 1** Zhong Fu	Kreislauf-Sexus **KG 17** Tan Zhong
Leber **Le 14** Qi Men	Herz **KG 14** Ju Jue
Gallenblase **G 24** Ri Yue	Magen **KG 12** Zhong Wan
Milz-Pankreas **Le 13** Zhang Men	Drei Erwärmer **KG 5** Shi Men
Niere **G 25** Jing Men	Dünndarm **KG 4** Guan Yuan
Dickdarm **M 25** Tian Shu	Blase **KG 3** Zhong Ji

Die obzitierten Mu-Punkte sind in der Literatur als Alarmpunkte bekannt. Für den Kreislauf-Sexus-Meridian werden differenziert angegeben: **KS 1** ... für Kreislauf; **N 11** ... für Sexus. Für den Milz-Pankreas-Meridian wird empfohlen: **Le 13** auf der linken Körperseite für die Milz und auf der anderen für das Pankreas zu akupunktieren und für den Gallenblasenmeridian ist neben **G 24** auch **G 23** vorgesehen. (BACHMANN[3])

Tabelle 5

Die Kombination der Yu-Punkte mit den Mu-Punkten		
Inneres Organ	Yu-Punkte	Mu-Punkte
Lunge	**B 13**	**Lu 1**
Kreislauf-Sexus	**B 14**	**KG 17**
Herz	**B 15**	**KG 14**
Leber	**B 18**	**Le 14**
Gallenblase	**B 19**	**G 24**
Milz-Pankreas	**B 20**	**Le 13**
Magen	**B 21**	**KG 12**
Drei Erwärmer	**B 22**	**KG 5**
Niere	**B 23**	**G 25**
Dickdarm	**B 25**	**M 25**
Dünndarm	**B 27**	**KG 4**
Blase	**B 28**	**KG 3**

Tabelle 6

Die Yuan-Quell-Punkte	
Meridiane || **Yuan-(Quell-)Punkte**	
Drei Yin- Hand- Meridiane	Lunge Kreislauf-Sexus Herz	**Lu** 9 **KS** 7 **H** 7	Tai Yuan Da Ling Shen Men
Drei Yin- Fuß- Meridiane	Milz-Pankreas Leber Niere	**MP** 3 **Le** 3 **N** 5	Tai Bai Tai Chong (N 3) Tai Xi
Drei Yang- Hand- Meridiane	Dickdarm Drei Erwärmer Dünndarm	**Di** 4 **3E** 4 **Dü** 4	He Gu Yang Chi Wan Gu
Drei Yang- Fuß- Meridiane	Magen Gallenblase Blase	**M** 42 **G** 40 **B** 64	Chong Yang Qiu Xu Jing Gu

Tabelle 7

Die 15 Luo-Passage-Punkte			
Yang Meridian (außen)	Luo Punkt	Yin Meridian (innen)	Luo Punkt
Dickdarm	**Di** 6 Pian Li	Lunge	**Lu** 7 Lie Que
Drei Erwärmer	**3E** 5 Wai Guan	Kreislauf-Sexus	**KS** 6 Nei Guan
Dünndarm	**Dü** 7 Zhi Zheng	Herz	**H** 5 Tong Li
Magen	**M** 40 Feng Long	Milz-Pankreas	**MP** 4 Gong Sun **MP** 21 Da Bao (Major Luo Pkt.)
Gallenblase	**G** 37 Guang Ming	Leber	**Le** 5 Li Gou
Blase	**B** 58 Fei Yang	Niere	**N** 6 (N 4) Da Zhong
Lenkergefäß	**LG** 1 Chang Qiang	Konzeptionsgefäß	**KG** 15 Jiu Wei

Tabelle 8

Kombination der Yuan-Punkte mit den Luo-Punkten		
Meridian	Yuan Punkt	Luo Punkt
Lunge	Lu 9 Tai Yuan	Di 6 Pian Li
Dickdarm	Di 4 He Gu	Lu 7 Lie Que
Magen	M 42 Chong Yang	MP 4 Gong Sun
Milz-Pankreas	MP 3 Tai Bai	M 40 Feng Long
Herz	H 7 Shen Men	Dü 7 Zhi Zheng
Dünndarm	Dü 4 Wan Gu	H 5 Tong Li
Blase	B 64 Jing Gu	N 6 (N 4) Da Zhong
Niere	N 5 (N 3) Tai Xi	B 58 Fei Yang
Kreislauf-Sexus	KS 7 Da Ling	3E 5 Wai Guan
Drei Erwärmer	3E 4 Yang Chi	KS 6 Nei Guan
Gallenblase	G 40 Qiu Xu	Le 5 Li Gou
Leber	Le 3 Tai Chong	G 37 Guang Ming

Tabelle 9

Meridian	Shu I	Shu II	Shu III	Shu IV	Shu V
			Die fünf Shu-Punkte		
Lunge	**Lu 11** Shao Shang	**Lu 10** Yu Ji	**Lu 9** Tai Juan	**Lu 8** Jing Qu	**Lu 5** Chi Ze
Kreislauf-Sexus	**KS 9** Zhong Chong	**KS 8** Lao Gong	**KS 7** Da Ling	**KS 5** Jian Shi	**KS 3** Qu Ze
Herz	**H 9** Shao Chong	**H 8** Shao Fu	**H 7** Shen Men	**H 4** Ling Dao	**H 3** Shao Hai
Milz-Pankreas	**MP 1** Yin Bai	**MP 2** Da Du	**MP 3** Tai Bai	**MP 5** Shang Qiu	**MP 9** Yin Ling Quan
Leber	**Le 1** Da Dun	**Le 2** Xing Jian	**Le 3** Tai Chong	**Le 4** Zhong Feng	**Le 8** Qu Quan
Niere	**N 1** Yong Quan	**N 2** Ran Gu	**N 5** (N 3) Tai Xi	**N 7** Fu Liu	**N 10** Yin Gu
Dickdarm	**Di 1** Shang Yang	**Di 2** Er Jian	**Di 3** San Jian	**Di 5** Yang Xi	**Di 11** Qu Chi
Drei Erwärmer	**3E 1** Guan Chong	**3E 2** Ye Men	**3E 3** Zhong Zhu	**3E 6** Zhi Gou	**3E 10** Tian Jing
Dünndarm	**Dü 1** Shao Ze	**Dü 2** Qian Gu	**Dü 3** Hou Xi	**Dü 5** Yang Gu	**Dü 8** Xiao Hai
Magen	**M 45** Li Dui	**M 44** Nei Ting	**M 43** Xian Gu	**M 41** Jie Xi	**M 36** Zu San Li
Gallenblase	**G 44** Zu Qiao Yin	**G 43** Xia Xi	**G 41** Zu Lin Qi	**G 38** Yang Fu	**G 34** Yang Ling Quan
Blase	**B 67** Zhi Yin	**B 66** Tong Gu	**B 65** Shu Gu	**B 60** Kun Lun	**B 54** (B 40) Wei Zhong

Tabelle 10

	Die Xi-Punkte		
Drei Yin-Hand Meridiane	Lunge	**Lu** 6	Kong Zui
	Herz	**H** 6	Yin Xi
	Kreislauf-Sexus	**KS** 4	Xi Men
Drei Yang-Hand Meridiane	Dickdarm	**Di** 7	Wen Liu
	Drei Erwärmer	**3E** 7	Hui Zong
	Dünndarm	**Dü** 6	Yang Lao
Drei Yin-Fuß Meridiane	Milz-Pankreas	**MP** 8	Di Ji
	Niere	**N** 4	(N 5) Shui Quan
	Leber	**Le** 6	Zhong Du
Drei Yang-Fuß Meridiane	Magen	**M** 34	Liang Qiu
	Blase	**B** 63	Jin Men
	Gallenblase	**G** 36	Wai Qiu
Zusätzliche Meridiane	Yin Jiao	**N** 8	Jiao Xin
	Yin Wei	**N** 9	Zhu Bin
	Yang Jiao	**B** 59	Fu Yang
	Yang Wei	**G** 35	Yang Jiao

Tabelle 11

Die acht einflußreichen Punkte	
Histologisches Substrat	Beeinflussende Punkte
Blut	**B 17** Ge Yu
Mark	**G 39** Xuan Zhong
Sehnen	**G 34** Yang Ling Quan
Knochen	**B 11** Da Zhu
Arterien Puls	**Lu 9** Tai Yuan
Qi (Respirationstrakt)	**KG 17** Shan (Tan) Zhong
Fu Organe	**KG 12** Zhong Wan
Zang Organe	**Le 13** Zhang Men

Tabelle 12

Die acht zusätzlichen Meridiane und Konfluenzpunkte		
Regulärer Meridian	Konfluenz Punkt	Zusätzlicher Meridian
Milz-Pankreas	**MP** 4 Gong Sun	Chong Mai
Kreislauf-Sexus	**KS** 6 Nei Guan	Yin Wei
Dünndarm	**Dü** 3 Hou Xi	Du Mai
Blase	**B** 62 Shen Mai	Yang Jiao
Drei Erwärmer	**3E** 5 Yang Wei	Yang Wei
Gallenblase	**G** 41 Zu Lin Qi	Dai Mai
Lunge	**Lu** 7 Lie Que	Ren Mai
Niere	**N** 3 (N 6) Zhao Hai	Yin Jiao

VI. 65 FALLBEISPIELE:

A) INTERNE

1. Influenza und Erkältung

Behandlung:

Selektion symptombezogener Punkte; mäßige bis starke Stimulation.

Empfehlung:

   LG 13 (LG 14) Da Zhui
   G 20 Feng Chi
   Di 4 He Gu

Symptompunkte:

   Kopfschmerzen: Tai Yang*)
   Verlegte Nase: **Di 20** Ying Xiang
   Hypohidrosis: **N 7** Fu Liu
   Hohes Fieber: **Di 11** Qu Chi
   Husten: **Lu 7** Lie Que, **B 12** Feng Men
   Halsentzündung: **Lu 11** (bluten lassen)

Bemerkung:

Einmal täglich behandeln, Nadeln 15–20 Minuten belassen.

2. Bronchitis

Behandlung:

Akute Bronchitis: Selektion von Hauptpunkten des Lungenmeridians; dazu „Yuan-Luo-Kombination" bei mäßiger oder starker Stimulation.

Empfehlung:

   Lu 5 Chi Ze
   Di 4 He Gu
   Lu 7 Lie Que

Symptompunkte:

   Fieber: **LG 13** (LG 14) Da Zhui
   Halsentzündung: **Dü 17** Tian Rong

---

*) Tai Yang = Extra 2 = PaM 9 (König/Wancura[38])

Exzessives Sputum: **M 40** Feng Long
Chronische Bronchitis: Kombination von Yu-, Mu- und Konfluenz-Punkten. Xu erfordert milde, Shi starke Stimulation.

Empfehlung:

B 13 Fei Yu
Lu 1 Zhong Fu
Lu 7 Lie Que
N 3 (N 6) Zhao Hai

Symptompunkte:

Haemoptysis: **KG 17** Tan Zhong (Shan Zhong), **KS 5** Jian Shi
Brustschmerzen: **Lu 6** Kong Zui, **B 17** Ge Yu
Exzessives Sputum; gebläthes Abdomen: **B 20** Pi Yu, **KG 12** Zhong Wan

Bemerkung:

Vorsaisonale Prophylaxe: **LG 13** (LG 14) Da Zhui, **KG 6** Qi Hai, **M 36** Zu San Li
Für jede Behandlung werden zwei Punkte gewählt und mit Moxa oder Schröpfköpfen behandelt. (Moxa-Röllchen oder indirekte Moxibustion mit Ingwer).
Zehn Behandlungen, einmal täglich, sind eine Kur. Nach drei bis fünf Kuren erzielt man gute Resultate.

3. Asthma bronchiale

Behandlung:

Selektion lokaler Punkte. Yu- und Mu- Punkte können herangezogen werden. Stimulation: mild bei Xu, stark bei Shi.

Empfehlung:

Ding Chuan = **Extra 17** = **Neu-P. 45**
KG 22 Tian Tu
B 13 Fei Yu
KG 17 Shan Zhong (Tan Zhong)

Symptompunkte:

Husten mit exzessivem Sputum: **Lu 7** Lie Yue, **M 40** Feng Long
Palpitationen und Dyspnoe: **KS 6** Nei Guan, **KG 6** Qi Hai
Gebläthes Abdomen und Lumbago: **B 23** Shen Yu, **M 25** Tian Shu

Bemerkung:

Pro Behandlung werden 2–3 Punkte gewählt. Die Nadeln 20–30 Minuten belassen und alle 5 bis 10 Minuten bewegen.
Vorsaisonale Prophylaxe mit Moxibustion: **B 13** Fei Yu, **B 20** Pi Yu, **M 36** Zu San Li
Jeden zweiten Tag behandeln. Eine Kur umfaßt zehn Behandlungen. Nach 3–5 Kuren, kontinuierlich gemacht, ist eine Besserung zu erwarten.

4. Hitzschlag, Sonnenstich

Behandlung:

Selektion symptombezogener Punkte. Stimulation: mäßig bis stark.

Empfehlung:

Blande Fälle:
LG 13 (LG 14) Da Zhui
Di 11 Qu Chi
KS 6 Nei Guan
Schwere Fälle:
LG 25 (LG 26) Ren Zhong
N 1 Yong Quan
Shi Xuan = **Extra 30** = **PaM 86** (bluten lassen)
B 40 Wei Zhong (bluten lassen)

Symptompunkte:

Spasmen, obere Extremität: **Di 11** Qu Chi, **Di 4** He Gu
Spasmen, untere Extremität: **B 57** Cheng Shan, **G 34** Yang Ling Quan und **Le 3** Tai Chong

Bemerkung:

Die Nadeln 30 Minuten belassen und alle 5–10 Minuten bewegen. Zusätzliche Maßnahmen werden miteinbezogen.

5. Schmerzen im Magenbereich

Behandlung:

Punkte der „Yu-Mu-Kombination" und der „Acht Konfluenzpunkte der acht zusätzlichen Meridiane".
Während eines Schmerzanfalles stärkere, ansonsten milde Stimulation.

Empfehlung:

B 21 Wei Yu
KG 12 Zhong Wan
KS 6 Nei Guan
MP 4 Gong Sun
Ah Shi Punkte auf dem Rücken für akute Fälle.

Symptomatische Punkte:

Magenneurose: **B 18** Gan Yu, **Le 3** Tai Chong
Dyspepsie: **M 36** Zu San Li
Gastroptose: Wei Shang = **Extra 14** = **Neu-P. 100**
KG 6 Qi Hai (Moxibustion)

Bemerkung:

Eine Differentialdiagnose eines „Oberbauchsyndroms" ist erforderlich. (Appendizitis, Cholecystitis, Pankreatitis, cardio-pulmonale sowie weitere Möglichkeiten ausschließen). Tägliche Behandlung. Verweildauer der Nadeln 15–20 Minuten.

6. Zwerchfellspasmus

Behandlung:

Punkte auf dem zugehörenden Meridian und symptombezogene Punkte; mäßige oder starke Stimulation.

Empfehlung:

B 17 Ge Yu
KG 22 Tian Tu
KS 6 Nei Guan
LG 25 (LG 26) Ren Zhong

Bemerkung:

Während der Behandlung soll der Patient tiefe Atemzüge machen.

7. Hepatitis infectiosa

Behandlung:

Punkte auf dem Meridian: Le, G. MP, M in Verbindung mit Yu-Mu-Punkten. Zu Beginn der Behandlung milde, dann starke Stimulation.

Empfehlung:

a) **B 18** Gan Yu
 Le 14 Qi Men
 B 19 Dan Yu
 G 24 Ri Que
b) **B 20** Pi Yu
 Le 13 Zhang Men
 B 21 Wei Yu
 KG 12 Zhong Wan

Symptompunkte:

Icterus: **LG 8** (LG 9) Zhi Yang, Dan Nang = **Extra 35** = **PaM 152**
Costalgie: **G 40** Qiu Xu, **3E 6** Zhi Gou
Blähungen: **M 25** Tian Shu, **MP 6** San Yin Jiao

Bemerkung:

Man wähle pro Behandlung 3–4 Punkte. Im akuten Stadium täglich, später jeden zweiten Tag.
Auf exakteste Sterilisation achten. Eventuell Isolation des Patienten.

8. Enteritis acuta, Dysenterie

Behandlung:

Vorwiegend Magenpunkte. Starke Stimulation. Tief nadeln.

Empfehlung:

M 25 Tian Shu
M 37 Shang Ju Xu

Symptompunkte:

Nausea, Vomitus: **KS 6** Nei Guan
Tenesmus: **LG 1** Chang Qiang
Akuter Abominalschmerz: **M 34** Liang Qiu
Hohes Fieber: **LG 13** (LG 14) Da Zhui

Bemerkung:

a) Im akuten Stadium 2–3 mal täglich behandeln. Nach Besserung täglich einmal. Die Stärke der Stimulation wird entsprechend reduziert.
b) Die Behandlung soll 2–3 Tage nach klinischer Symptomfreiheit und negativer Stuhlkultur fortgesetzt werden.
c) Infusionen sofort veranlassen. (Dehydration)

9. Herzbeschwerden

Behandlung:

Kombination von Yu-Punkten mit Punkten auf dem Herz- und Kreislauf-Sexus-Meridian. Zu Beginn werden wenige Punkte bei milder Stimulation gewählt. Eine Steigerung erfolgt je nach Toleranz des Patienten. Bessert sich der Zustand, wird graduell auf mildere Stimulation reduziert.

Empfehlung:

B 15 Xin Yu
B 14 Jue Yin Yu
KS 6 Nei Guan
H 7 Shen Men

Symptompunkte:

Tachycardie: **KS 4** Xi Men
Bradycardie: **H 5** Tong Li, **LG 24** (LG 25) Su Liao
Haemoptysis: **Lu 6** Kong Zui, **B 17** Ge Yu
Augmentatio hepatis: **B 18** Gan Yu, **Le 3** Tai Chong
Cardialgie: **KG 17** Shan Zhong, **KS 4** Xi Men
Rückenschmerzen und gebähtes Abdomen: **B 23** Shen Yu, **MP 6** San Yin Jiao

Bemerkung:

a) Nicht mehr als 4–5 Punkte in einer Sitzung. Selektion von Hauptpunkten. Kombination mit symptombezogenen Punkten. Eine Kur umfaßt 7–10 Behandlungen.

Täglich oder jeden zweiten Tag eine Behandlung. Die Kurintervalle werden bei asthenischen Patienten, aufgrund ihrer geringeren Toleranz, eher verlängert. Ebenso im Falle posttherapeutischer Ermüdung.

b) Eine medizinische Vorbehandlung bleibt zur Gänze aufrecht. Eine Dosisänderung erfolgt nach den allgemein üblichen Methoden.
c) Eine Akupunkturbehandlung schließt eine medizinische nicht aus.
d) Bei akutem Rheumatismus wird empfohlen:
 G 34 Yang Ling Quan
 G 39 Xuan Zhong
 M 35 Du Bi
 G 30 Huan Tiao
 als zusätzliche Punkte

10. Hypertension

Behandlung:

Punkte auf dem Leber- und Nieren-Meridian, sowie zu den Symptomen passend. Die „Pflaumenblüte" kann angewendet werden.
Starke Stimulation!

Empfehlung:

N 5 (N 3) Tai Xi
B 23 Shen Yu
Le 2 Xing Jian
B 18 Gan Yu

Symptompunkte:

Schwindel und Kopfschmerzen: **B 20** Feng Chi
Excessives Sputum, geblähtes Abdomen: **M 40** Feng Long, **KG 12** Zhong Wan
Allgemeine Schwäche: **M 36** Zu San Li, **MP 6** San Yin Jiao

Bemerkung:

Täglich einmal, nach Besserung jeden zweiten Tag behandeln. Die Nadeln verbleiben 15–20 Minuten. Obige Empfehlung auch gegen Ménière-Syndrom.

11. Schock

Behandlung:

Mäßige Stimulation symptombezogener Punkte.

Empfehlung:

a) **LG 25** (LG 26) Ren Zhong
 N 1 Yong Quan
b) **M 36** Zu San Li
 MP 6 San Yin Jiao
 KS 6 Nei Guan
 KG 6 Qi Hai

Bemerkung:

Alle 15–20 Minuten die Nadeln bewegen.
Wenn der Blutdruck nicht ansteigt, im Punkt **KS 6** die Nadel ununterbrochen bewegen.
Oder Moxibustion von **KG 6** Qi Hai bis zur Besserung der Schocksymptome.
Künstliche Beatmung bei Atemversagen oder Stillstand und gleichzeitige Punktur von **LG 24** (LG 25) Su Liao mit andauernder Manipulation.
Oxygen-Insufflation.
Akupunktur ist eine einfache und effiziente Methode für Notfälle, wie z. B. Schock.
Gleichzeitig sollen geeignete Maßnahmen getroffen werden.
Aetiologische Therapie anschließen.

12. Nackensteife (Verspannter Nacken)

Behandlung:

Gallenblasen- und Dünndarmpunkte kombiniert mit lokalen Punkten.
Mäßig bis starke Stimulation. Ebenso sind Schröpfköpfe geeignet.

Empfehlung:

G 20 Feng Chi
G 39 Xuan Zhong
Dü 6 Yang Lao
Ah Shi Punkte

Bemerkung:

Während der täglichen Behandlung, langsame Drehbewegungen des Kopfes ausführen lassen.

13. Malaria

Behandlung:

Hauptpunkte des LG-Meridians kombiniert mit symptombezogenen Punkten. Starke Stimulation.

Empfehlung:

a) **LG 13** (LG 14) Da Zhui
   KS 5 Jian Shi
   Dü 3 Hou Xi
b) **LG 8** (LG 9) Zhi Yang
   MP 10 Xue Hai
   G 39 Xuan Zhong

Bemerkung:

Punktegruppe a) und b) kann alternierend angewendet werden. Täglich ein- bis zweimal behandeln. Die Nadeln 15–20 Minuten belassen. Eine Behandlung zwischen 6^h–7^h a. m. erscheint bei „subtertian type" effizient.
Prinzipiell soll 2–3 Stunden vor einer Fieberattacke die Behandlung einsetzen.

14. Arthritis

Behandlung:

Lokale und distale Punkte, die mit dem Meridianverlauf übereinstimmen, bei mäßiger bis starker Stimulation.
Gleichzeitige Moxibustion ist möglich. Schröpfköpfe nach der Akupunktur setzen.
Kontraindiziert bei Patienten mit Fieber.

Empfehlung:

Obere Extremitäten:
Di 15 Jian Yu
Di 11 Qu Chi
3E 5 Wai Guan
Di 4 He Gu
Ba Xie = **Extra 28** = **PaM 107**

Untere Extremitäten:
G 30 Huan Tiao
M 35 Du Bi
G 34 Yang Ling Quan
G 39 Xuan Zhong
M 36 Zu San Li
M 41 Jie Xi
G 40 Qiu Xu
Ba Feng = **Extra 36** = **PaM 137**

Wirbelsäule:
Hua Tuo Jia Ji = **Extra 21** = **PaM 85**
LG 14 (LG 15)
B 51 (B 37) Yin Men

Mandibulargelenk:
M 2 (M 7)
G 2 Ting Hui
Di 4 He Gu

Bemerkung:
Im akuten Stadium jeden, im chronischen jeden zweiten Tag behandeln. Die Nadeln verweilen 15–20 Minuten. Bewegungsübungen während und nach der Behandlung machen. Purulente und tuberkulöse Arthropathien: keine Akupunktur.

Die Huatuojiaji-Punkte und ihre Indikationen:
(Die eingetragenen Regionen liegen bilateral. Die Nadelung ist fallentsprechend, bi- oder unilateral anzuwenden. Die jeweilige Empfehlung wird in den Textstellen angegeben).

```
                       .............    C I  ---------------
                       .............    C II ------ Kopfregion:
          --------     .............    C III -------- C I–C IV
                       Nackenregion:    C IV ---------------
                       C I–C VII......  C V
                       .............    C VI
                       .............    C VII
Obere                                   Th I  ---------------
Extremität:                             Th II ---------------
C III–                                  Th III ---------------
Th VII                                  Th IV ------ Brustregion:
                                        Th V  ------ Th I–Th VII
                                        Th VI ---------------
          ------------------------- Th VII ---------------
                       .............    Th VIII
                       .............    Th IX
                       Abdominalregion  Th X  ---------------
                       Th VIII–Th XII   Th XI ---------------
                       .............    Th XII ---------------
                                        ------ Lumbalregion:
                                        L I  -------- Th X–L V
                                        L II ----------------- .............
                                        L III ---------------
                                        L IV ---------------- Untere
                                        L V  ---------------- Extremität:
                                                              L II–
                       .............    S I                   S II
                       Urogenital-      S II  .....................
                       region: S I–S IV S III
                       .............    S IV
```

B) CHIRURGIE

1. Lumbalgie

Behandlung:

Vorwiegend Punkte auf dem Blasenmeridian.
a) Muskuläre Verspannung: milde Stimulation
b) Rheumatische Schmerzen: mäßig starke Stimulation
c) Artikulär (Verstauchung, Verrenkung): starke Stimulation
Akupunktur und Moxibustion ist gleichzeitig möglich.
Eine Behandlung mit Schröpfköpfen oder mit Elektro-Nadelung ist ebenso zielführend.

Empfehlung:

B 23 Shen Yu
B 40 Wei Zhong
Hua Tuo Jia Ji = **Extra 21** = **PaM 85**
Dü 6 Yang Lao

Symptompunkte:

Schmerzen in der Wirbelsäule: **LG 25** (LG 26) Ren Zhong
Verstauchung, Verrenkung: **Dü 3** Hou Xi
Muskelrheumatismus: **B 23** Shen Yu (Moxibustion)

Bemerkung:

Täglich oder jeden zweiten Tag behandeln. Die Nadeln 15–20 Minuten deponieren.
Das Gelenk bewegen lassen, während die Nadel gedreht wird.
Den lokalen Punkt nach Schmerzerleichterung nadeln.

2. Schulterschmerzen

Behandlung:

Lokale oder distale Punkte, in Übereinstimmung mit dem Meridianverlauf, auf den Extremitäten. Starke Stimulation, Moxibustion oder Elektro-Nadelung.

Empfehlung:

a) **M 38** Tiao Kou (Ev. von **M 38** nach **B 57** durchstechen)
   B 57 Cheng Shan
b) **Di 15** Jian Yu
   Dü 10 Nao Shu
   G 34 Yang Ling Guan
   Di 11 Qu Chi

Symptompunkte:

Perifocale Inflammation des Schultergelenkes: **Dü 11** Tian Zong Supraspinatus
Tendinitis: **Di 16** Ju Gu
Bursitis infra-acromialis: **Dü 14** Jian Liao

Bemerkung:

Zuerst behandle man den Punkt auf der unteren Extremität homolateral zur erkrankten Schulter – **M 38** Tiao Kou oder **G 34** Yang Lin Quan. Während der Nadelmanipulation soll der Patient die affizierte Schulter kräftig bewegen. Nach Entfernen der Nadel wird lokal behandelt. Täglich oder jeden zweiten Tag.

3. Ellbogenschmerzen

Behandlung:

Lokale und distale Punkte. Starke Stimulation. Auch Moxibustion ist geeignet.

Empfehlung:

Di 11 Qu Chi
Di 12 Zhou Liao
G 34 Yang Ling Quan
Ah Shi Punkte

Bemerkung:

Täglich oder jeden zweiten Tag behandeln. Die Nadeln 15–20 Minuten belassen. Akupunkturbehandlung oder Moxibustion kann empfohlen werden.

4. Sehnenscheidenerkrankung

Behandlung:

Selektion lokaler Punkte, bei mittelstarker Stimulation.

Empfehlung:

Ah Shi Punkte
Angrenzende Punkte

Symptompunkte:

a) Processus styloideus radii:
   Di 5 Yang Xi
   Lu 7 Lie Que
   3–4 Nadeln um die Region setzen
b) M. flexor digitorum:
   Lu 7 Lie Que (Daumen)
   KS 7 Da Ling (Zeigefinger und Mittelfinger)
   H 7 Shen Men (Ringfinger und kleiner Finger)
c) Synovialcyste:
   3–4 Nadeln um die Region setzen. Ebensogute Erfolge mit Moxibustion oder „Pflaumenblüten-Nadelung"

Bemerkung:

Übliche Behandlungsmethoden (Cortison, physikalische Th., chirurgische Maßnahmen etc.), falls erforderlich, finden ihre Anwendung.

5. Verrenkung, Verstauchung der unteren Extremitäten

Behandlung:

Lokale Punkte. Mittelstarke Stimulation.

Empfehlung:

Ah Shi Punkte
Lokale Punkte
Angrenzende Punkte

Symptompunkte:

Hüftgelenk: **G 30** Huan Tiao
Kniegelenk: **G 34** Yang Ling Quan
Sprunggelenk: **G 39** Xuan Zhong

Bemerkung:

Im Falle akuter Weichteilläsionen setze man vorerst Ah Shi Punkte.
Eine Akupunktur korrespondierender Punkte der gesunden Seite erscheint nach ungenügenden Resultaten empfehlenswert. Während der Behandlung soll der Patient das Gelenk zu mobilisieren versuchen.
Eventuell Moxibustion.

6. Cholecystopathie

Behandlung:

Punkte auf dem Magenmeridian mit starker Stimulation.

Empfehlung:

Cholecystitis:
Dan Nang = **Extra 35** = **PaM 152**
3E 6 Zhi Gou
Cholelithiasis:
B 19 Dan Yu
M 36 Zu San Li
Ascariasis:
Die Nadel penetriert **Di 20** Ying Xiang bis **M 5** (M 2) Si Bai, **G 34** Yang Ling Quan

Symptompunkte:

Erbrechen: **KS 6** Nei Guan
Icterus: **LG 8** (LG 9) Zhi Yang
Rückenschmerzen: **B 18** Gan Yu

Bemerkung:

Die Behandlung erstreckt sich über zehn Tage, einmal täglich. Eine zweite Serie ist angezeigt.
Falls erforderlich, in Kombination mit anderen Methoden.

7. Mastitis

Behandlung:

Gewählt werden Punkte auf dem Leber-Gallenblasen- und Magenmeridian.

Empfehlung:

Le 3 Tai Chong
G 41 Zu Lin Qi
M 18 Ru Gen
Dü 1 Shao Ze
M 36 Zu San Li
KG 17 Shan Zhong

Bemerkung:

Pro Behandlung werden 2–3 Punkte gewählt und täglich oder jeden zweiten Tag stark stimuliert. Nach 15–20 Minuten werden die Nadeln entfernt.
Die Akupunkturbehandlung wirkt im Frühstadium der Mastitis antiphlogistisch. Chirurgische Maßnahmen, wie z. B. bei Abszeßbildung, bleiben geboten.

8. Erysipel

Behandlung:

Lokale und distale Punkte.

Empfehlung:

Ah Shi Punkte
B 40 Wei Zhong
MP 10 Xue Hai

Symptompunkte:

Fieber: **LG 13** (LG 14) Da Zhui
Kopfschmerzen: Tai Yang = **Extra 2** = **PaM 9**

Bemerkung:

Ein bis zweimal täglich behandeln und jeweils 2–3 Punkte auswählen. Die Anwendung der „Pflaumenblüten-Nadel" wie auch die Methode des „raschen Pickens" wird empfohlen. Zusätzliche allgemeinmedizinische Maßnahmen sind dem Fall entsprechend anzuwenden.

9. Furunkel

Behandlung:

Lokale und distale Punkte sowie den Furunkel umgrenzende oberflächliche Nadelung.

Empfehlung:

Ah Shi Punkte
LG 9 (LG 10) Ling Tai
LG 11 (LG 12) Shen Zhu

Symptompunkte:

Hohes Fieber: **LG 13** (LG 14) Da Zhui, **Di 4** He Gu
Benommenheit (casus gravis): **KS 8** Lao Gong, **H 7** Shen Men

Bemerkung:

Pro Behandlung werden 2–3 Punkte gewählt und täglich oder jeden zweiten Tag 15 Minuten lang deponiert. Ernste Fälle erfordern zusätzliche Therapie.

10. Lymphangitis acuta

Behandlung:

Es werden lokale und distale Punkte gewählt.

Empfehlung:

KS 3 Qu Ze
Venöse Blutungen, entlang „der roten Linie" in einem Abstand von 2 cun mit der „Dreikant-Nadel" oder auch mit einer filiformen Nadel auslösen.
B 40 Wei Zhong
Shi Xuan = **Extra 30** = **PaM 86**

Bemerkung:

Zusätzliche, z. B. antibiotische Behandlung kann erforderlich sein.

11. Struma simplex und Hyperthyreose

Behandlung:

Es werden lokale und distale Punkte gewählt und mittelstark stimuliert. Lokal kann auch die „Pflaumenblüten-Nadel" angewendet werden.

Empfehlung:

M 9 Ren Ying
KS 6 Nei Guan
MP 6 San Yin Jiao
Di 4 He Gu
3E 13 Nao Hui

Symptompunkte:

Heiserkeit: **Dü 17** Tian Rong, **KG 22** Tian Tu
Trockener Husten: **Lu 7** Lie Que, **N 3** (N 6) Zhao Hai

Bemerkung:

An beiden Seiten der Schilddrüse werden 1–2 Nadeln gesetzt und mit der Spitze zentralwärts geleitet. Danach distale Punkte nadeln. Eine Kur umfaßt zehn Behandlungen, wobei täglich oder jeden zweiten Tag einmal akupunktiert wird.

Cave:

Auftreten eines solitären Knotens, rasches Wachstum einer Struma, Konsistenzvermehrung oder unmotivierte Heiserkeit müssen einer Abklärung z. B. Isotopenstation, zugeführt werden.

12. Haemorrhoiden

Behandlung:

Selektion von Hauptpunkten auf dem Blasenmeridian.

Empfehlung:

B 32 Ci Liao
B 30 Bai Huan Yu
B 57 Cheng Shan
LG 1 Chang Qiang

Symptompunkte:

Obstipation: **B 25** Da Chang Yu, **3E 6** Zhi Gou

Bemerkung:

Jeden oder jeden zweiten Tag, bei starker Stimulation, die Nadeln 15–20 Minuten deponieren. Weitere Maßnahmen, medizinische oder chirurgische, ergeben sich aus der jeweiligen Situation.

13. Rectumprolaps

Behandlung:

Selektierte Punkte auf dem KG und LG.

Empfehlung:

LG 19 (LG 20) Bai Hui
LG 1 Chang Qiang
M 36 Zu San Li
MP 6 San Yin Jiao
KG 6 Qi Hai: Moxibustion!
KG 8 Shen Jue: Moxibustion!

Bemerkung:

Die Nadeln werden jeden oder jeden zweiten Tag bei mittelstarker Stimulation 15–20 Minuten belassen. Medizinische oder chirurgische Behandlung erfolgt nach Maßgabe.

14. Urticaria

Behandlung:

Es erfolgt eine Auswahl von Punkten auf dem Leber- und Milz-Pankreas-Meridian.

Empfehlung:

- **Le 13** Zhang Men
- **Le 14** Qi Men
- **Le 2** Xing Jian
- **MP 10** Xue Hai
- **MP 6** San Yin Jiao
- **M 36** Zu San Li

Bemerkung:

Die Nadeln bleiben täglich bei mittelstarker Stimulation 15–20 Minuten deponiert. Im Punkt **MP 10** kann eine tiefe, schräg-aufwärts gerichtete Nadelung erfolgen, die an der Femurbasis eine ausstrahlende Sensation auslöst.

(Obige Indikation steht im Original an dieser Stelle).

C) GYNÄKOLOGIE

1. Irreguläre Menstruation, Amenorrhoe

Behandlung:

Auf den Meridianen Milz-Pankreas und Niere werden Hauptpunkte gewählt und mäßig stimuliert. Moxibustion ist ebenso indiziert.

Empfehlung:

MP 6 San Yin Jiao
B 18 Gan Yu
MP 10 Xue Hai
KG 6 Qi Hai
KG 4 Guan Yuan

Symptompunkte:

Exzessive Blutung: **MP 1** (Moxibustion)
Kreuzschmerzen: Mit der „Pflaumenblüten-Nadel" wird die lumbo-sacrale Region behandelt. **B 32** Ci Liao wird akupunktiert.

Bemerkung:

Die Behandlung erfolgt täglich oder jeden zweiten Tag und die Nadeln verweilen 15–20 Minuten.
Die oben angeführten Punkte werden auch gegen schmerzhafte Menstruation empfohlen.

2. Pelvicopathie

Behandlung:

Es kommen lokale – und den Symptomen entsprechende Punkte zur Auswahl, bei mäßigstarker Stimulation oder Moxibustion.

Empfehlung:

KG 4 Guan Yuan
M 29 Gui Lai
B 31 bis 34 Shang Liao, Ci Liao, Zhong Liao, Xia Liao
MP 6 San Yin Jiao

Symptompunkte:

Leukorrhoe: **G 26** Dai Mai
Rückenschmerzen: **B 23** Shen Yu

Bemerkung:

Jeden oder jeden zweiten Tag wird einmal behandelt.
15–20 Minuten bleiben die Nadeln gesetzt.
In akuten Fällen wird mit einer medizinischen Behandlung kombiniert.

3. Uterusprolaps

Behandlung:

Moxibustion und Akupunktur werden kombiniert.

Empfehlung:

Wei Bao = **Extra 15** = **PaM 47**
MP 6 San Yin Jiao
KG 6 Qi Hai (Moxibustion)
LG 19 (LG 20) Bai Hui
B 31 bis **34** Shang Liao, Ci Liao, Zhong Liao, Xia Liao, Moxibustion aller vier Punkte
M 36 Zu San Li

Bemerkung:

Die Behandlung erfolgt täglich oder jeden zweiten Tag. Die Verweildauer der Nadeln beträgt 15–20 Minuten.

4. Vomitus matutinus

Empfehlung:

KS 6 Nei Guan
M 36 Zu San Li

Bemerkung:

Täglich wird ein bis zweimal behandelt und die Nadeln bleiben 15–20 Minuten deponiert bei milder bis mäßig starker Stimulation.

5. Lageanomalie des Fetus

Empfehlung:

B 67 Zhi Yin

Bemerkung:

Täglich wird der Punkt mit Moxaröllchen 30 Minuten hindurch behandelt. Es ist darauf zu achten, daß die Patientin während der Moxibustion keine beengende Kleidung trägt.

6. Verlängerte Wehen

Behandlung:

In Übereinstimmung mit den entsprechenden Meridianverläufen werden Punkte ausgewählt und mäßig stimuliert.

Empfehlung:

MP 6 San Yin Jiao
Le 3 Tai Chong

B 31 Shang Liao
B 32 Ci Liao
Di 4 He Gu

Bemerkung:

Die Nadelmanipulation dauert ohne Unterbrechung 15–30 Minuten.

7. Laktationsmangel

Behandlung:

Den Meridianverläufen entsprechend werden Punkte ausgewählt, mäßig stimuliert oder mit Moxa aktiviert.

Empfehlung:

KG 17 Shan Zhong
M 18 Ru Gen
H 1 Ji Quan
Dü 1 Shao Ze
M 36 Zu San Li

Bemerkung:

Vom Punkt **KG 17** wird die Nadel nach lateral, gegen den Brustdrüsenkörper geführt, von **M 18** cranialwärts, etwa in einem Winkel von 10°–15°. Es treten Sensationen auf, die zur Brust ausstrahlen.
Die Behandlung erfolgt ein bis zweimal täglich. Eine Moxibustion beider Punkte ist für die Dauer von 15–20 Minuten zu empfehlen.

D) PÄDIATRIE

1. Pertussis

Behandlung:

Es werden entweder lokale und distale Punkte gewählt oder Schröpfköpfe gesetzt.

Empfehlung:

Ding Chuan = **Extra 17** = **Neu-P. 45**
M 40 Feng Long
B 13 Fei Yu
Lu 5 Chi Ze

Symptompunkte:

Erbrechen: **KS 6** Nei Guan
Blutiges Sputum: **Lu 6** Kong Zui

Bemerkung:

Täglich wird einmal behandelt und die Nadel entweder für 5–10 Minuten deponiert oder gleich entfernt. Nach Besserung des Zustandes wird die mäßig bis starke Stimulation verringert und jeden zweiten Tag einmal behandelt.

2. Infantile Malnutrition

Behandlung:

Mäßige Stimulation.

Empfehlung:

Si Feng = **Extra 29** = **PaM 94**
B 20 Pi Yu
B 21 Wei Yu
M 25 Tian Shu
M 36 Zu San Li

Symptompunkte:

Erbrechen: **KS 6** Nei Guan
Abdominalschmerzen: **KG 6** Qi Hai
Gebähtes Abdomen: **MP 4** Gung Sun
Fieber (nachmittags): **LG 13** (LG 14) Da Zhui, **MP 6** San Yin Jiao

Bemerkung:

Täglich oder jeden zweiten Tag wird einmal behandelt und die Nadel sofort oder erst nach 5–10 Minuten entfernt. Der Punkt Si Feng wird mit einer Dreikantnadel oder einer filiformen Nadel derart angestochen, daß sich gelblich-mucoide Flüssigkeit entleert.

3. Akute kindliche Krampfanfälle

Behandlung:

Es werden Punkte, die den Symptomen entsprechen, stark stimuliert.

Empfehlung:

LG 25 (LG 26) Ren Zhong
Lu 11 Shao Shang
Shi Xuan = **Extra 30** = **PaM 86**

Symptompunkte:

Hohes Fieber: **LG 13** (LG 14) Da Zhui, **Di 11** Qu Chi
Bewußtseinstrübung: **KS 6** Nei Guan, **Le 3** Tai Chong
Meningitische Reizerscheinungen: **G 20** Feng Chi, **LG 11** (LG 12) Shen Zhu
Gehirnödem: **LG 14** (LG 15) Ya Men, **N 7** Fu Liu
Versagen der Atmung: **LG 24** (LG 25) Su Liao
Exzessives Sputum: **Lu 7** Lie Que, **M 40** Feng Long

Stadium der Rekonvaleszenz:

Tremor der Extremitäten: **Di 10** Shou San Li, **H 3** Shao Hai, **G 34** Yang Ling Quan
Sehstörung: Qiu Hou = **Extra 4** = **PaM 8, G 37** Guang Ming
Strabismus: **B 1** Jing Ming, **G 1** Tong Zi Liao
Aphasie: **LG 14** (LG 15) Ya Men, **H 5** Tong Li
Schluckbeschwerden: **KG 23** Lian Quan, **N 3** (N 6) Zhao Hai

Bemerkung:

Während des Anfalles wird Ren Zhong und Shi Xuan akupunktiert und Shao Shang durch einen Stich zum Bluten gebracht. Andere Punkte werden gemäß ihrer Beziehung zum Symptom gewählt.
Eine Differentialdiagnose und eine medizinische Behandlung ist geboten.

4. Chronische Krampfzustände

Behandlung:

In Übereinstimmung mit der Symptomatik werden Punkte gewählt und mild stimuliert. Moxibustion ist ebenso geeignet.

Empfehlung:

a) **LG 19** (LG 20) Bai Hui
   KG 4 Guan Yuan
   M 36 Zu San Li
b) **B 18** Gan Yu
   B 20 Pi Yu
   KG 6 Qi Hai

Symptompunkte:

Diarrhoe: **M 25** Tian Shu
Konvulsionen: **Di 4** He Gu, **Le 3** Tai Chong

Bemerkung:

Die oben angeführten zwei Punktegruppen können alternierend zur Anwendung kommen. Moxibustion ist ebenso zu empfehlen wie Akupunktur.
Dem Behandlungsfall entsprechend, können noch andere Punkte z. B. Symptompunkte angewendet werden.

5. Parotitis

Behandlung:

Zur Auswahl gelangen örtliche Punkte und Meridianpunkte auf den Extremitäten. Die Stimulation ist mäßig stark.

Empfehlung:

3E 17 Yi Feng
M 3 (M 6) Jia Che
Di 4 He Gu
3E 5 Wai Guan

Symptompunkte:

Fieber: **Di 11** Qu Chi

Bemerkung:

Täglich einmal behandeln und die Nadel 5–10 Minuten belassen oder gleich wieder entfernen.

6. Poliomyelitis

Behandlung:

a) Während des Frühstadiums werden symptombezogene Punkte gewählt und schwach stimuliert.

Empfehlung:

LG 13 (LG 14) Da Zhui
3E 5 Wai Guan
Di 11 Qu Chi

Symptompunkte:

Diarrhoe: **M 25** Tian Shu, **M 36** Zu San Li
Halsentzündung: **Dü 17** Tian Rong, **Lu 11** Shao Shang
Kopfschmerzen, Erbrechen: Tai Yang = **Extra 2** = **PaM 9**
KS 6 Nei Guan

b) Folgestadium (Paralyse):

Empfehlung:

Paralyse der Zwerchfellmuskulatur:
B 17 Ge Yu

Le 14 Qi Men
KG 15 Jiu Wei

Paralyse der Abdominalmuskulatur:
B 20 Pi Yu
B 21 Wei Yu
M 21 Liang Men
M 25 Tian Shu

Paralyse der oberen Extremität:
Ding Chuan = **Extra 17** = **Neu-P. 45**
Di 11 Qu Chi
Di 4 He Gu

Paralyse des Handgelenkes:
3E 5 Wai Guan
Dü 6 Yang Lao

Paralyse der unteren Extremitäten:
Hoa Tuo Jia Ji = **Extra 21** = **PaM 85** (entlang L 2 bis S 2)
G 30 Huan Tiao
G 34 Yang Ling Quan

Exzessive Extension im Kniegelenk:
B 54 (B 40) Wei Zhong
Le 8 Qu Quan

Paralyse des Sprunggelenkes:
M 37 Shang Ju Shu
M 41 Jie Xi

Extroversion des Vorderfußes:
N 5 (N 3) Tai Xi
MP 6 San Yin Jiao

Introversion des Vorderfußes:
G 39 Xuan Zhong
B 60 Kun Lun

Bemerkung:

Starke Stimulation im paralytischem Stadium. Es wird täglich oder jeden zweiten Tag einmal behandelt. Die Nadeln verweilen 15–20 Minuten oder werden gleich entfernt.

E) AUGEN, HNO, ZAHN

1. Conjunctivitis acuta

Behandlung:

Milde Stimulation von Punkten im Bereiche der Augen.

Empfehlung:

a) Tai Yang = **Extra 2** = **PaM 9**
   B 1 Jing Ming
   Di 4 He Gu
b) **3E 21** (3E 23) Si Zu Kong
   M 4 (M 1) Cheng Qi
c) Auf dem Apex helicis eine Blutung hervorrufen (z. B. mit einer sterilen Einmal-Impflanzette oder auch mit der Dreikant-Nadel) und auf der Rückseite des Ohres eine Venosectio durchführen.

Bemerkung:

Die drei angegebenen Punktegruppen werden alternierend eingesetzt. Während der täglichen Behandlung bleiben die Nadeln 10–15 Minuten in den Punkten.
Diese Behandlung eignet sich auch gegen Irritation des Auges durch Lichteinwirkung (Photophthalmie: z. B. nach ungenügendem Augenschutz beim Schweißen).

2. Myopie

Behandlung:

Lokale und distale Punkte werden mäßig stark stimuliert.

Empfehlung:

a) **M 4** (M 1) Cheng Qi
   B 1 Jing Ming
   Di 4 He Gu
b) Yi Ming = **Extra 7** = **PaM 13**
   G 20 Feng Chi
   G 37 Guang Ming

Bemerkung:

Für gewöhnlich wird nach der Punktegruppe a) behandelt. Wenn sich eine Besserung zeigt, wird diese Punktegruppe weiterhin gewählt, anderenfalls Gruppe b). Die Nadeln bleiben 10–15 Minuten während der täglichen Behandlung. Nach zehn Tagen wird eine Woche pausiert. Es ist empfehlenswert, 2–3 augennahe Punkte zu massieren. Die Massagedauer beträgt 3–5 Minuten. Die Akupunkturbehandlung ist gegen Kurzsichtigkeit, besonders bei Kindern, geeignet.

3. Opticusatrophie

Behandlung:

Es werden lokale und Extremitätenpunkte kombiniert.

Empfehlung:

a) **B 1** Jing Ming
   Qiu Huo = **Extra 4** = **PaM 8**
   Yi Ming = **Extra 7** = **PaM 13**
b) **B 18** Gan Yu
   B 23 Shen Yu
   MP 6 San Yin Jiao

Bemerkung:

Diese zwei Punktegruppen können alternierend, im täglichen Wechsel angewendet werden. Bei milder Stimulation beläßt man die Nadeln 10–15 Minuten. Nach zehn Behandlungen wird eine Pause von 5–7 Tagen eingehalten.

4. Tonsillitis, Pharyngitis

Behandlung:

Die führenden Punkte liegen auf dem Nacken und werden mit distalen Punkten kombiniert.

Empfehlung:

Dü 17 Tian Rong
Di 4 He Gu
Lu 11 Shao Shang (bluten lassen)

Symptompunkte:

Fieber: **Di 11**
M 44 Nei Ting

Bemerkung:

Ein- bis zweimal täglich stark stimulieren und die Nadeln 10–15 Minuten belassen.

5. Rhinitis chronica, Sinusitis chronica

Behandlung:
Punkte der Nasenregion und an den Extremitäten werden stark stimuliert.

Empfehlung:

a) **Di 20** Ying Xiang
   LG 22 (LG 23) Shang Xing
   Di 4 He Gu
b) Yin Tang = **Extra 1** = **PaM 3**
   Lu 7 Lie Que
   G 20 Feng Chi

Symptompunkte:

Kopfschmerzen: Tai Yang = **Extra 2** = **PaM 9**
Schmerzen im Bereich der Stirnhöhle: **B 2** Zan Zhu

Bemerkung:

Beide Punktegruppen können alternierend, täglich oder jeden zweiten Tag, bei 15–20 Minuten Dauer angewendet werden.

6. Zahnschmerzen

Behandlung:

Ausgewählt werden Punkte vom Magen-Dickdarm- und Nierenmeridian. Die Stimulation ist mäßig bis stark.

Empfehlung:

Di 4 He Gu
M 44 Nei Ting
M 2 (M 7) Xia Guan
M 3 (M 6) Jia Che
B 23 Shen Yu
N 5 (N 3) Tai Xi

Bemerkung:

Unabhängig von der Art der Zahnschmerzen ist es ratsam, zuerst **Di 4** stark zu stimulieren. Wenn nach 3–5 Minuten keine Besserung eingetreten ist, werden symptombezogene Punkte angewendet.

7. Taub-Stummheit

Behandlung:

Die Taubheit wird zuerst behandelt und die Stummheit danach. Eine Simultanbehandlung ist möglich. Die Hauptpunkte gegen Taubheit liegen im Bereich des Ohres. Auf dem Lenker- und Konzeptionsgefäß werden Hauptpunkte gegen Stummheit gewählt. Beide Gruppen sind mit Fernpunkten an den Extremitäten zu kombinieren.

Empfehlung:

Punkte gegen Taubheit:
3E 23 (3E 21) Er Men
Dü 19 Ting Gong
G 2 Ting Hui
Dü 17 Yi Feng
3E 5 Wai Guan
3E 3 Zhong Zhu

Punkte gegen Stummheit:
LG 14 (LG 15) Ya Men
KG 23 Lian Quan
H 5 Tong Li

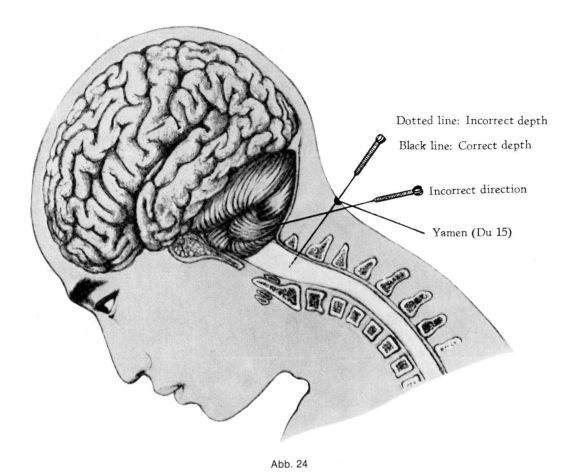

Abb. 24

Bemerkung:

Die genaue Stichrichtung und die Stichtiefe ist zu beachten, wenn im Punkt Ya Men eine Nadel gesetzt wird. Der Patient sitzt aufrecht und neigt seinen Kopf leicht brustwärts. Die Nadel wird senkrecht zur Hautoberfläche in den Punkt **LG 14** (LG 15) Ya Men eingeführt und langsam in Richtung Mandibula versenkt. Die Tiefe des Stiches beträgt bei Erwachsenen maximal 1,5 inches d. i. 3,8 cm und richtet sich nach dem Körperbau des Patienten. Die Nadelspitze darf die Dura mater spinalis nicht durchdringen. Auf die gebotenen Maßnahmen der Sterilisation und der entsprechenden Vorbereitung des Einstichgebietes sei hingewiesen. Unvorhergesehene Bewegungen des Patienten müssen vermieden werden. Eine Manipulation der gesetzten Nadel ist nicht erforderlich.
Die Abbildung 24 zeigt die richtige Lage der Nadel sowie die zu vermeidenden Fehler.
Für jede tägliche Behandlung werden 1–3 Punkte ausgewählt. Ein Behandlungszyklus erstreckt sich auf 10–15 Sitzungen. Danach wird eine Pause von 5–7 Tagen eingehalten. (Zusätzlich Sprechübungen).

Zu Abbildung 24: Die punktierte Linie (Dotted line) zeigt die unkorrekte Tiefe (Incorrect depth). Die schwarze Linie (Black line) zeigt die korrekte Tiefe (Correct depht). Die unkorrekte Richtung (Incorrect direction) veranschaulicht die zweite Nadel, die den Punkt Yamen (Du 15) = **LG 14** nicht durchdringt.

Bemerkung:

Vor dem zweiten bis dritten Lebensjahr kommt es bei den meisten Fällen zu Infektionen (Masern, Meningitis, Encephalitis, Otitis media wie auch toxischen Effekten durch Medikamente), die zu einen Hörverlust führen. Damit gekoppelt sind Schwierigkeiten, sprechen zu lernen. Es gibt aber auch angeborene Taubstummheit.
(Erfahrungen der westlichen Akupunktur sind noch gering. Es ist unbedingt zu vermeiden, ungerechtfertigte Hoffnungen zu erwecken. Facharztberatung erforderlich. Siehe Lit. 37).

F) NEUROLOGIE, PSYCHIATRIE

1. Apoplexie

Behandlung:

Lokale Punkte werden mit distalen Meridianpunkten kombiniert. Das Ausmaß und die Methode der Stimulation hängt von der Dauer der Erkrankung ab und richtet sich nach der Konstitution des Patienten.

Empfehlung:

Akutes Stadium:
a) Spastisch:
    LG 25 (LG 26) Ren Zhong
    Shi Xuan = **Extra 30** = **PaM 86**
    Le 3 Tai Chong
    M 40 Feng Long
    LG 19 (LG 20) Bai Hui
    N 1 Yong Quan
Starke Stimulation ohne die Nadel zu deponieren.

b) Schlaff:
    KG 8 Shen Jue
    KG 4 Guan Yuan
Moxibustion beider Punkte.

Chronisches Stadium:
Obere Extremitäten:
Ding Chuan = **Extra 17** = **Neu-P. 45**
Di 15 Jian Yu
3E 5 Wai Guan
Di 11 Qu Chi
Di 4 He Gu
Untere Extremitäten:
B 23 Shen Yu
B 25 Da Chang Yu
B 51 (B 37) Yin Men
G 30 Huan Tiao
G 31 Feng Shi
G 34 Yang Ling Quan
G 39 Xuan Zhong
M 41 Jie Xi
Aphasie:
KG 23 Lian Yuan
LG 14 (LG 15) Ya Men
H 5 Tong Li
Gesichtsparalyse:
M 2 (M 7) Xia Guan
M 3 (M 6) Jia Che
KG 24
Starke Stimulation.

Bemerkung:

Die Akupunkturbehandlung wird mit den allgemein üblichen Therapiemethoden kombiniert.
Die Nadelung wird täglich, 15–20 Minuten hindurch, über einen Zeitraum von 10 Tagen gemacht und danach 5–7 Tage pausiert.
Eine Blutdruckkontrolle soll vor, während und nach der Akupunkturbehandlung erfolgen. Die Behandlung ist zu unterbrechen, wenn die RR-Werte ansteigen.

2. Paraplegie

Behandlung:

Die Punktewahl richtet sich nach dem Meridianverlauf und nach der Innervation. Starke Stimulation oder Elektro-Nadelung wird in angemessener Intensität angewendet.

Empfehlung:

Hua Tuo Jia Ji = **Extra 21** = **PaM 85**
G 34 Yang Ling Quan
M 36 Zu San Li
MP 6 San Yin Jiao

Symptompunkte:

Harn- und Stuhlinkontinenz:
KG 4 Guan Yuan
B 32 Ci Liao
B 49 (B 54) Zhi Bian

Bemerkung:

Während der Genesungsphase wird die Akupunkturbehandlung zur symptomatischen Unterstützung angewendet.
Täglich eine Behandlung. Nach einer zehntägigen Serie wird 3–5 Tage unterbrochen.

3. Epilepsie

Behandlung:

Starke Stimulation von Punkten in Übereinstimmung mit den Symptomen.

Empfehlung:

a) **LG 25** (LG 26) Ren Zhong
   Dü 3 Hou Xi
   B 62 Shen Mai
b) **LG 19** (LG 20) Bai Hui
   KG 12 Zhong Wan
   M 40 Feng Long
c) **B 15** Xin Yu
   B 18 Gan Yu
   MP 6 San Yin Jiao

Bemerkung:

Während des Anfalles werden Punkte der Gruppe a) eingesetzt. Im anfallsfreien Intervall kommen die Punktegruppen b) und c) alternierend zur Anwendung.
Eine Differentialdiagnose wird den Einsatz medizinischer oder chirurgischer Maßnahmen bestimmen.
Ein Status epilepticus bedeutet immer Lebensgefahr und erfordert entsprechende Soforthilfe, resp. Einweisung.

4. Kopfschmerzen

Behandlung:

Lokale Punkte werden mit distalen Meridianpunkten kombiniert. Das Ausmaß der Stimulation und die Methode der Nadelmanipulation richten sich nach dem pathologischen Zustand.

Empfehlung:

Regio parietalis:
   LG 19 (LG 20) Bai Hui
   B 60 Kun Lun
   Le 2 Xing Jian
Regio frontalis:
   G 14 Yang Bai
   Yin Tang = **Extra 1** = **PaM 3**
   Di 4 He Gu
Regio temporalis:
   Tai Yang = **Extra 2** = **PaM 9**
   G 20 Feng Chi
   3 E 5 Wai Guan
Regio occipitalis:
   LG 14 (LG 15) Ya Men
   B 10 Tian Zhu
   B 60 Kun Lun
Diffuse, nicht lokalisierbare Kopfschmerzen:
   LG 14 (LG 15) Ya Men
   Yin Tang = **Extra 1** = **PaM 3**
   Di 4 He Gu
   3 E 5 Wai Guan

Bemerkung:

Es ist nicht immer ratsam, Kopfpunkte stark zu stimulieren. Die Verweildauer der Nadeln beträgt 15–20 Minuten bei täglich oder jeden zweiten Tag einer Behandlung. Wenn der Kopfschmerz nach einer Akupunktur stärker wird, ist eine eingehende Abklärung erforderlich, da z. B. ein Tumor oder eine fokale Entzündung die Ursache sein könnten.

5. Trigeminus Neuralgie

Behandlung:

Gewählt werden Punkte entsprechend der Innervation und mit distalen Punkten auf dem Meridianverlauf kombiniert. Die Stimulation ist stark und die Verweildauer der Nadel beträgt 30 Minuten bis zu einer Stunde.

Empfehlung:

I. Ast:
  G 14 Yang Bai
  Tai Yang = **Extra 2** = **PaM 9**
  B 2 Zan Zhu
  3E 5 Wai Guan

II. Ast:
  M 5 M 2) Si Bai
  M 6 (M 3) Ju Liao
  LG 25 (LG 26) Ren Zhong
  Di 4 He Gu

III. Ast:
  M 2 (M 7) Xia Guan
  M 3 (M 6) Jia Che
  KG 24 Cheng Jiang
  M 44 Nei Ting

Bemerkung:

Eine medizinische Therapie kann zur gleichen Zeit erfolgen. Während eines Anfalles wird täglich behandelt und alle 5–10 Minuten die Nadel manipuliert.
Die Bemühungen um eine Besserung sollen nicht verfrüht abgebrochen werden und der Patient muß dementsprechend informiert bleiben.

6. Facialisparese

Behandlung:

Gewählt werden lokale Punkte und periphere auf dem Meridianverlauf, bei mäßiger Stimulation oder Moxibustion.

Empfehlung:

  G 14 Yang Bai
  3E 21 (3E 23) Si Zhu Kong
  M 5 (M 2) Si Bai
  M 7 (M 4) Di Cang
  Di 4 He Gu

Symptompunkte:

  Verstrichene Naso-labialfalte: **Di 20** Ying Xiang
  Hängende Oberlippenfalte: **LG 25** (LG 26) Ren Zhong
  Hängende Unterlippenfalte: **KG 24** Cheng Jiang
  Mastoid-Schmerzen: **3E 17** Yi Feng, **3E 7** Hui Zong

Bemerkung:

Täglich eine Behandlung und die Nadel 15–20 Minuten belassen. (Homolateral)

(Beim zentralen Typ bleibt der Stirnast infolge der bilateralen Innervation frei.)

Ausgenommen der Punkte: **3E 7, KG 24, 3E 17** und **Di 4** werden alle übrigen unter einem Winkel von 10–20 Grad, also „horizontal" genadelt.

Gesichtsmuskel-Spasmus: **M 5** (M 2) Si Bai als empfohlener Punkt, wird genadelt, wobei die Spitze in Richtung Foramen infraorbitale geführt wird und nach dem Auslösen einer Sensation eine halbe Stunde deponiert bleibt. Eine Behandlung täglich.

7. Intercostalneuralgie

Behandlung:

Es werden Punkte entsprechend der Innervation gewählt, sowie distale Punkte gemäß dem Verlauf des Meridians.

Empfehlung:

Hua Tuo Jia Ji = **Extra 21** = **PaM 85**
Le 14 Qi Men
G 34 Yang Ling Quan
Le 3 Tai Chong

Bemerkung:

Täglich eine Behandlung mit mäßiger Stimulation.
Die Nadeln bleiben 15–20 Minuten.

8. Ischias

Behandlung:

Die Punktauswahl richtet sich nach dem Verteilungsgebiet der Schmerzen. Milde Stimulation, Moxibustion oder Schröpfen ist gleichermaßen geeignet.

Empfehlung:

B 49 (B 54) Zhi Bian
B 25 Da Chang Yu
G 30 Huan Tiao
B 51 (B 37) Yin Men
G 34 Yang Ling Quan
G 39 Xuan Zhong
B 57 Cheng Shan
Hua Tuo Jia Ji = **Extra 21** = **PaM 85**

Bemerkung:

Die Behandlung erfolgt täglich oder jeden zweiten Tag.
Die Nadeln bleiben 15–20 Minuten.
Eine Differentialdiagnose soll nicht verabsäumt werden.

9. Polyneuritis

Behandlung:

Lokale Punkte und distale Meridianpunkte werden gewählt und schwach stimuliert. Moxibustion ist ebenso möglich.

Empfehlung:

Ba Xie = **Extra 28** = **PaM 107**
Di 11 Qu Chi
3E 5 Wai Guan
Ba Feng = **Extra 36** = **PaM 137**
M 36 Zu San Li
MP 6 San Yin Jiao

Bemerkung:

Es wird einmal täglich behandelt und die Nadeln 10–15 Minuten belassen.

10. Neurasthenie

Behandlung:

Die Hauptpunkte liegen auf dem Herz- und KS-Meridian und werden mit symptomgemäßen Punkten kombiniert.

Empfehlung:

H 7 Shen Men
KS 6 Nei Guan
MP 6 San Yin Jiao
LG 19 (LG 20) Bai Hui

Bemerkung:

Einmal täglich wird behandelt und die Nadeln verbleiben 15–30 Minuten bei milder Stimulation. Die Cervical- und Sacralregion, zu beiden Seiten der Wirbelsäule, kann mit der „Pflaumen-Blüten-Nadel" behandelt werden.

11. Hysterie, Schizophrenie

Behandlung:

Selektion von Punkten in Übereinstimmung mit den Symptomen. Die Stimulation und die Methode der Nadelmanipulation richtet sich nach dem Krankheitszustand.

Empfehlung:

Hysterie:
H 7 Shen Men
KS 6 Nei Guan
MP 6 San Yin Jiao
Schizophrenie:
(manisch):
LG 25 (LG 26) Ren Zhong
LG 13 (LG 14) Da Zhui
KS 7 Da Ling
M 40 Feng Long
(depressiv):
KS 5 Jian Shi
M 36 Zu San Li

Symptompunkte:

Halluzinationen: **G 2** Ting Hui, **3E 5** Wai Guan

Wahnvorstellungen: **B 1** Jing Ming, **Le 2** Xiang Jian

Stummheit: **LG 14** ((LG 15) Ya Men, **KG 23** Lian Quan

Blindheit: Qiu Hou = **Extra 4** = **PaM 8**

Bemerkung:

Während hysterischer Anfälle werden für jede Behandlung 2–3 Punkte intermittierend manipuliert, bis Erleichterung eintritt.
Die Manipulation während der Behandlung des manischen Typs der Schizophrenie soll kontinuierlich, bis zur Beruhigung erfolgen. Danach verbleibt die Nadel ohne Manipulation. Jeden oder jeden zweiten Tag wird eine Behandlung mit milder Stimulation beim depressiven Typ durchgeführt. Sobald der Patient ansprechbar ist, soll seine Kooperation im psychologischen Gespräch gewonnen werden.

G. UROGENITALSYSTEM

1. Enuresis nocturna

Behandlung:

Lokale Punkte in Verbindung mit distalen, entlang des Meridianverlaufes bei milder Stimulation oder Moxibustion.

Empfehlung:

a) **KG 4** Guan Yuan
   MP 6 San Yin Jiao
   M 36 Zu San Li
b) **B 23** Shen Yu
   B 32 Ci Liao
   B 28 Pang Guan Yu

Symptompunkte:

Enuresis mit Träumen: **H 7** Shen Men

Bemerkung:

Die beiden Punktegruppen können alternierend für die tägliche Behandlung angewendet werden. Die Nadeln bleiben 15–20 Minuten deponiert.

2. Retentio urinae

Behandlung:

Starke Stimulation lokaler Punkte in Kombination mit Punkten auf dem Meridianverlauf.

Empfehlung:

a) **KG 3** Zhong Ji
   KG 4 Guan Yuan
   MP 6 San Yin Jiao
b) **B 28** Pang Guan Yu
   B 32 Ci Liao
   MP 9 Yin Ling Quan

Bemerkung:

Im Allgemeinen wird die Punktegruppe a) angewendet. Während der Nadelung von **KG 4** und **KG 3** kann eine Sensation zum Orificium urethrale weitergeleitet werden. Die Nadel im Punkt **MP 6** soll 3–4 Minuten hindurch manipuliert werden.
Bei ungenügendem Erfolg wird die Punktegruppe b) stimuliert.
Bei allgemeinem Versagen jeglicher Therapie und der Unmöglichkeit einen Katheter einzuführen muß eine chirurgische Intervention veranlaßt werden. (Suprapubische Punktion oder Cystostomie).

3. Spermatorrhoe und Impotenz

Behandlung:

Milde Stimulation, Elektronadel oder Moxibustion an lokalen Punkten und an distalen Punkten auf dem Meridianverlauf.

Empfehlung:

a) **KG 4** Guan Yuan
   N 5 (N 3) Tai Xi
   M 36 Zu San Li
b) **B 23** Shen Yu
   B 47 (B 52) Zhi Shi
   MP 6 San Yin Jiao

Bemerkung:

Beide Punktegruppen können alternierend zur Anwendung kommen. Es wird jeden zweiten Tag behandelt und die Nadeln für die Dauer von 15–30 Minuten belassen.

4. Harntraktinfektion

Behandlung:

Lokale Punkte in Kombination mit distalen Punkten gemäß dem Verlauf der Meridiane. Die Stärke der Stimulation und die Methode der Nadelmanipulation richten sich nach dem pathologischen Zustand.

Empfehlung:

KG 3 Zhong Ji
MP 9 Yin Ling Quan
B 32 Ci Liao
Le 8 Qu Quan

Symptompunkte:

Haematurie: **B 28** Pang Guang Yu, **MP 10** Xue Hai
Fieber: **LG 13** (LG 14) Da Zhui, **3E 5** Wai Guan
Rückenschmerzen: **B 23** Shen Yu, **N 5** (N 3) Tai Xi

Bemerkung:

Beide Punktegruppen können alternierend angewendet werden. Im akuten Stadium ein bis zweimal täglich. Die Nadeln verbleiben 15–20 Minuten. Bei starken Rückenschmerzen wird lokal geschröpft.

Nachtrag: Appendicitis acuta

Behandlung:

Führende Punkte zur Auswahl liegen auf dem Magenmeridian. Starke Stimulation ist erforderlich.

Empfehlung:

Lan Wei = **Extra 33** = **PaM 142**
M 36 Zu San Li
MP 14 Fu Jie
M 25 Tian Shu

Symptompunkte:

Nausea, Vomitus: **KS 6** Nei Guan
Fieber: **Di 11** Qu Chi

Bemerkung:

Im akuten Stadium 2–3 Behandlungen täglich, die Nadel bleibt eine Stunde deponiert, bei einer Stimulation im Intervall von 5–10 Minuten. Nach Abklingen der Symptome genügt eine Behandlung pro Tag. Nach vollständiger Beschwerdefreiheit soll noch 2–3 Tage darüber hinaus die Akupunktur fortgesetzt werden.
Zur Indikation: Appendicitis acuta, sei aus KÖNIG/WANCURA, chinesische Akupunktur, Verl. Maudrich, 1975, wörtlich wiedergegeben:
Wir wollen also ausdrücklich feststellen, daß wir zwar *alle* in China angegebenen Indikationen hier anführen, aber nicht alle persönlich empfehlen können. Denn eine Behandlung, die in einem entlegenen chinesischen Bergdorf richtig sein mag und besser als gar keine ist, wird in einer westeuropäischen Großstadt vor Gericht wohl ganz anders beurteilt werden. Auch in China ist die konservative Behandlung der Peritonitis u. ä. noch im Versuchsstadium und auf einzelne chirurgische Kliniken beschränkt. Ähnliches gilt für psychische Erkrankungen, die schon aus forensischen Gründen (Suicidgefahr) nur unter Mitarbeit eines Psychiaters behandelt werden sollten. Daher soll man sich vor jeder kritiklosen oder monomanen Anwendung der Akupunktur hüten. Ebenso ist bei Beginn einer Akupunkturbehandlung eindringlichst davor zu warnen – wie auch bei jeder anderen Änderung einer Behandlungsart – länger eingenommene Medikamente plötzlich abzusetzen (z. B. Cortison, Psychopharmaka, Blutdruckmittel, starke Analgetica usw.). Ähnlich wie beim chronischen Alkoholiker oder Suchtkranken eine plötzliche Entwöhnung riskant sein kann, so ist auch bei jedem längere Zeit eingenommenen Medikament zu überlegen, ob und wie langsam ein Abbau durchzuführen ist (Ausfallssymptome! Gegenregulationen!).

VII. DIE AKUPUNKTUR-ANALGESIE

Seit 1958 werden in der V. R. China's besondere Fortschritte auf dem Gebiet der Akupunkturanalgesie gemacht. Hunderttausende von Operationen sind bisher durchgeführt worden. In vielen Teilen der Welt hat man sich diese Erfahrungen zu Nutze gemacht und ist im Begriffe, diese Methodik zu verfeinern und in Kooperation mit der chinesischen Medizin, Theorie und Praxis auf ein noch höheres Niveau zu bringen.

Indikationen:

In fast allen Teilen des Körpers können Operationen in Akupunkturanalgesie vorgenommen werden. Vorzugsweise werden es Patienten sein, die wegen Leber-, Nieren- und Lungenschäden herkömmliche Narkosemethoden nicht oder nur schwer vertragen. Allergiker oder solche, die gegen Medikamente oder Anaesthesie/Narkosemittel empfindlich sind. Alte Menschen, schwache oder geschockte zählen ebenfalls dazu.

Relative Kontraindikationen:

Sehr ausgedehnte, komplexe, besonders lange Zeit dauernde Eingriffe, außergewöhnliche Operationen oder solche, bei denen mit ausgedehnten Adhaesionen zu rechnen ist. Die Patienten sollen auch nicht übermäßig nervös sein und gegen die Akupunkturmethode keine Aversion haben. (Zumeist fehlt hier die nötige Aufklärung!).
Ein Operationstermin soll nicht in allzu weiter Ferne liegen.

Vorteile der Akupunkturanalgesie:

Die Methode ist einfach und sicher in der Anwendung.
Die postoperative Erholung ist schneller und komplikationsloser.
Die regulierenden Einflüsse der Akupunktur auf Körperorgane und Abwehr sind effektiv.
Die physiologischen Funktionen bleiben während der Akupunkturanalgesie erhalten, der Patient bleibt bei Bewußtsein.
Die Analgesie ist bei Patienten anwendbar, bei denen eine herkömmliche Narkosemethode kontraindiziert ist.

Praeoperative Maßnahmen:

Am Wichtigsten ist der Arzt – Patient – Kontakt!!
Der Patient muß geistig und körperlich integriert werden. D. h. Aufklärung über die Methode, Vorgang, Verlauf, mögliche Empfindungen, Vorbereitung auf bestimmte Operationsetappen, z. B. tiefe Inspiration resp. Atmung oder bewußte Bauchatmung (Peritonealincision, Thoraxchirurgie) soll auf Anweisung des Arztes während des Eingriffes gemacht werden können, kurzum, der Patient soll während der Operation „aufgeklärt und unbeschwert mitgehen können".

Durch eine Testnadelung kann sich der Arzt überzeugen, wie der Patient anspricht und der Patient verliert die Angst vor der Nadel.

Medikamente:

Dolantin, Atropin, Scopolamin, Phenorbital, Phenergan, Chloropromazin, Novocain, Scandicain etc.

Technik:

a) Handmanipulation: Die Nadel wird zwischen dem Daumen und dem Zeige- und Mittelfinger gehalten, während sich der Ringfinger neben dem Punkt auf der Haut des Patienten befindet. (Als Stütze oder auch zur Nadelunterstützung)
Der Daumen rollt die Nadel, die beiden anderen Finger heben und senken sie. Die Stichtiefe variiert nicht nur je nach Dicke der Muskulatur, sondern auch nach der Nadeltoleranz des Patienten und der Art der Operation. Das Manöver des Anhebens und Einsenkens der Nadel (siehe Manipulationstechnik) geschieht mit 0,5–1,0 cm Niveauunterschied und die Rotation von 180°–360°, während die Frequenz zwischen 120–150 pro Minute liegt.

Die Operation kann beginnen, sobald sich der Patient im „DE QI" Stadium befindet, (siehe „De Qi" im Abschnitt Manipulationstechnik) das nach ca. 15–20 Minuten nach Manipulationsbeginn erreicht sein wird. Die Intensität der Stimulation ist individuell zu steuern, sie ist eher schwach bei Operationen an inneren Organen, und es gilt nicht die Regel, daß eine je stärkere Stimulation eine umso bessere ist. Der ständige Kontakt mit dem Patienten während der Operation ermöglicht eine angemessene Dosierung.

b) Elektro-Akupunktur-Analgesie:
Anstelle einer Stimulation mit der Hand, können die Nadeln an einer Stromquelle (Schwachstrom) angeschlossen werden. Es gibt verschiedene Apparaturen, deren Stromabgabe moduliert werden kann hinsichtlich Frequenz, Reizstärke, Rhythmus, Wellenart, Kontinuität u. a. Vorwiegend handelt es sich um biphasische spitze Wellen mit einer Frequenz von mehreren Hz in der Minute bis zu mehreren hundert Hz in der Sekunde.

Cave: Um Nadelfrakturen zu vermeiden, sollen diese Nadeln nie in ihrer gesamten Länge in den Akupunkturpunkt gesetzt werden. Beim Auftreten von Blutungen aus der Punkturstelle oder bei ungenügender Nadelreaktion, soll eine andere Stelle gewählt werden.

Unabhängig von einer Praemedikation (falls eine besondere Sedation erforderlich sein sollte bei sehr besorgten Patienten aber auch hinsichtlich der Toleranz der Hautinzision), kann auch während der Operation parenteral, etwa i. v. 25–50 mg Dolantin gegeben werden. Als weitere Maßnahmen, wenn Periostseparationen oder Traktionen innerer Organe beim Patienten Mißempfindungen auslösen, unterstützen lokal aufgebrachte oder lokal injizierte Anaesthetica (5–15 ml einer 0,5% Procainlösung) die Operation.

Über Verdrahtungen, Angaben von zu bevorzugenden Stromarten u. dgl. wird in den Outline's nicht berichtet. Eine diesbezügliche Information ist der Literatur zu entnehmen.

AKUPUNKTUR-ANALGESIE

Einige Beispiele für die Auswahl von Punkten auf den Körpermeridianen und auf dem Ohr sollen zur weiteren Vervollkommnung der Analgesiemethode beitragen. Es bleibt auch auf diesem Gebiet die Meridiantheorie richtungweisend und von den angeführten Punkten finden jene Verwendung, die meridianbezogen für den jeweiligen Fall selektiert werden.
Die Einbeziehung des Operationsgebietes in die Meridianlehre wird auch auf das Ohr transponiert, sodaß Gebiete auf dem Ohr mit dem entsprechenden Meridian korrespondieren.

A. GEHIRNTUMOR-OPERATION

Empfohlene Körperpunkte:

a) **Dü 18** Quan Liao
   Le 3 Tai Chong
   M 43 Xian Gu
   G 41 Zu Lin Qi
b) **B 2** Zan Zhu
   G 8 Shuai Gu
   3E 23 (3E 21) Er Men
   G 2 Ting Hui

Bemerkung:

Die Nadel wird vom Punkt **3E 23** (3E 21) bis zum Punkt **G 2** vorgeschoben.

Empfohlene Ohrpunkte:

95 Shen
55 Shen Men
25 Nao Gan
28 Nao Dian
51 Jiao Gan
101 Fe

Bemerkung:

Die Nadel wird vom Punkt **55** bis zum
Punkt **95** vorgeführt. Ebenso wird
Punkt **25** mit Punkt **28** verbunden.

Die Bezeichnung der Ohrpunkte entspricht der „Einführung in die chinesische Ohrakupunktur" KÖNIG/WANCURA, Verlag Haug, 1973.

B. KATARAKT-OPERATION, ENTFERNUNG VON FREMDKÖRPERN

Empfohlene Körperpunkte:

a) **G 20** Feng Chi
   Di 4 He Gu
   G 14 Yang Bai
   Yu Yao = **Extra 3** = **PaM 6**
b) **Di 4** He Gu
   3E 5 Wai Guan
   KS 6 Nei Guan
c) **Di 4** He Gu
   Dü 6 Yang Lao
d) **Di 4** He Gu
   3E 6 Zhi Guo

Empfohlene Ohrpunkte:

55 Shen Men
101 Fe
24_2 Mu

Bemerkung:

ad a) Die Nadel vorschieben von **G 14** nach Yu Yao = **Extra 3** = **PaM 6**., ad b) Vom Punkt **3E 5** wird die Nadel nach **KS 6** geführt.

C. TONSILLEKTOMIE

Empfohlene Körperpunkte:

a) **Di 4** He Gu (bilateral)
b) **Di 4** He Gu
   3 E 6 Zhi Gou
   oder:
   KS 6 Nei Guan

Empfohlene Ohrpunkte:

13 Shen Shang Xian
85 Shi Dao
41 Jing
51 Jiao Gan
101 Fe
31 Ding Chuan
55 Shen Men

Bemerkung:

Nadelvorschub von:
13 nach 85
41 nach 31
55 nach 51

(Der Ohrpunkt 31 Ding Chuan ist nicht zu verwechseln mit Ding Chuan = **Neu.-P. 45**)

D. ZAHNEXTRAKTION

Empfohlene Körperpunkte:

a) **Di 4** He Gu
   homo- oder bilateral
b) Tai Yang = **Extra 2** = **PaM 9**
   M 2 (M 7) Xia Guan

Empfohlene Ohrpunkte:

1 Ba Ya Ma Zui Dian$_1$ für maxillar
7 Ba Ya Ma Zui Dian$_2$ für mandibular

Bemerkung:

Nadelvorschub von
PaM 9 nach **M 2** (M 7)

E. TOTALE UND SUBTOTALE THYREOIDEKTOMIE

Empfohlene Körperpunkte:

a) **Di 4** He Gu
   KS 6 Nei Guan
b) **Di 18** Fu Tu

Bemerkung:

KS 6 kann sowohl homolateral wie auch bilateral stimuliert werden.
Di 18 stets bilateral

Empfohlene Ohrpunkte:

55 Shen Men
101 Fe
28 Nao Dian
45 Jia Zhuang Xian
41 Jing

Bemerkung:

Es kann **101** oder **28** zur Auswahl gelangen.

F. LOBEKTOMIE, MEDIASTINALTUMOR

Empfohlene Körperpunkte:

a) **Di 4** He Gu
   KS 6 Neu Guan
b) **3E 8** San Yang Luo
   KS 4 Xi Men

c) **3E 5** Wai Guan
   KS 6 Nei Guan

Bemerkung:

Nadelvorschub von:
3E 8 nach **KS 4**
3E 5 nach **KS 6**

Empfohlene Ohrpunkte:

55 Shen Men
51 Jiao Gan
101 Fe
31 Ding Chuan
95 Shen
42 Xiong

G. GASTROENTEROSTOMIE, SUBTOTALE GASTREKTOMIE, MAGENPERFORATION

Empfohlene Körperpunkte:

a) **M 36** Zu San Li
   M 37 Shang Ju Xu
   KS 6 Nei Guan
b) **M 36** Zu San Li
   3E 17 Yi Feng

Empfohlene Ohrpunkte:

87 Wei
55 Shen Men
51 Jiao Gan
101 Fe

H. CHOLECYSTEKTOMIE, SPLENEKTOMIE

Empfohlene Körperpunkte:

a) **M 36** Zu San Li
   Di 4 He Gu
   KS 6 Nei Guan
b) **M 36** Zu San Li
   MP 6 San Yin Jiao
   Dan Nang = **Extra 35** = **PaM 152**

Empfohlene Ohrpunkte:

96 Yi, Dan
98 Pi
43 Fu
55 Shen Men

51 Jiao Gan
101 Fe
28 Nao Dian

Bemerkung zu den Ohrpunkten:

Punkt **28** Nao Dian wird bilateral genadelt. Der Ohrpunkt **96** entspricht am rechten Ohr der Gallenblase (Dan) und am linken Ohr dem Pankreas (Yi). (Eine Sensibilitätsprüfung kann jedoch eine bilaterale Anwendung anzeigen.)

I. HERNIENOPERATION

Empfohlene Körperpunkte:

a) **M 36** Zu San Li (bilateral)
   G 28 Wei Dao
b) **G 34** Yang Ling Quan
   M 39 Xia Ju Xu
   MP 6 San Yin Jiao

Empfohlene Ohrpunkte:

Vom Punkt **49** Gi Guan Jie wird die Nadel zum Punkt **43** Fu geführt **51** Jiao Gan

J. SECTIO CAESAREA, OVAR- und UTERUS-OPERATIONEN

Empfohlene Körperpunkte:

M 36 Zu San Li
MP 6 San Yin Jiao
G 26 Dai Mai
Le 3 Tai Chong (bilateral)

Empfohlene Ohrpunkte:

a) **58** Zi Gong
   43 Fu
   55 Shen Men
   51 Jiao Gan
   101 Fe
b) **23** Ruan Chao
   55 Shen Men
   101 Fe

Bemerkung zu den Ohrpunkten:

a) Uterus-Operationen
b) Ovarial-Operationen

K. HARNTRAKT-OPERATIONEN

Empfohlene Körperpunkte:

a) **G 38** Yang Fu
   B 60 Kun Lun
   M 43 Xian Gu
   Le 3 Tai Chong
b) **MP 3** Tai Bai
   Di 4 He Gu
   3E 5 Wai Guan
   KS 4 Xi Men

Empfohlene Ohrpunkte:

a) **95** Shen
   55 Shen Men
   101 Fe
   51 Jiao Gan
   104 San Jiao
   98 Pi
   oder:
   97 Gan
b) **92** Pang Guang
   43 Fu
   55 Shen Men
   101 Fe

L. HAEMORRHOIDEN-LIGATUR

Empfohlene Körperpunkte:

B 30 Bai Huan Yu
(bilateral)

M. RADIUS-FRAKTUR-REPOSITION

Empfohlene Körperpunkte:

Di 11 Qu Chi
3 E 3 Wai Guan
Lu 10 Yu Ji
Lu 2 Yun Men

Empfohlene Ohrpunkte:

Von **66** Zhou nach
67 Wan Vorschieben der Nadel
101 Fe
55 Shen Men

N. OBERSCHENKELHALS-NAGELUNG

Empfohlene Körperpunkte:

a) **M 36** Zu San Li
   M 40 Feng Long
   B 59 Fu Yang
   G 36 Wai Qiu
   G 39 Xuan Zhong
   MP 6 San Yin Jiao

b) **G 34** Yang Ling Quan
   M 40 Feng Long
   Le 5 Li Gou

Empfohlene Ohrpunkte:

Von **57** Gu Guan
nach **48** Ke
penetrieren
 55 Shen Men
101 Fe
 51 Jiao Gan
 95 Shen
 13 Shen Shang Xian

Hoa Tuo Jia Ji = **Extra 21** = **PaM 85**: Es werden die Punkte über dem Processus spinalis XII und XIII gewählt.

Die Angabe der Extra-Punkte, Punkte außerhalb der Meridiane sowie neu gefundene Punkte orientiert sich nach den Bezeichnungen PaM = Punkte außerhalb der Meridiane und Neu-P. = neu gefundene Punkte: KÖNIG/WANCURA, „Neue chinesische Akupunktur", Verlag Wilhelm Maudrich, Wien–München–Bern, 1975.

Die Ohrpunkte (KÖNIG/WANCURA[37]) und ihre Namen:

  1: Narkosepunkt bei Zahnextraktionen
  7: w. o.
 13: Nebenniere
 23: Ovar
 24: Auge
 25: Hirnstamm
 28: Hirn
 31: Asthma
 41: Hals
 42: Thorax
 43: Abdomen
 45: Thyreoidea
 48: Knöchel
 49: Kniegelenk
 51: Vegetativum
 55: Tor der Götter
 57: Hüfte
 58: Uterus
 66: Ellbogen
 67: Handwurzel
 85: Oesophagus
 87: Magen
 92: Blase
 95: Niere
 96: Bauchspeicheldrüse und Gallenblase
 97: Leber
 98: Milz
101: Lunge
104: Dreifacher Erwärmer

VIII. DIE FADEN-METHODE

Um in Punkten eine protrahierte Stimulation zu erreichen, wird geeignetes Nahtmaterial, etwa Catgut, implantiert. Mit dieser Methode, die auch zusätzlich zur allgemein üblichen Nadelbehandlung ihre Anwendung findet, aber ebensogut als Monotherapie geeignet ist, können gute Resultate erzielt werden.

Beispiele:

1. Ulcus gastro-duodenale:

   KG 12 Zhong Wan wird verbunden mit: **KG 13** Shang Wan
   B 21 Wei Yu wird verbunden mit: **B 20** Pi Yu

2. Asthma bronchiale:

   KG 17 Shan Zhong
   Ding Chuan = **Extra 17** = **Neu-P. 45**
   Korrespondierende Punkte (Innervation) im Segmentbereich von Hua Tuo Jia Ji = **Extra 21** = **PaM 85**

3. Schmerzen im Bereich der Lumbalregion und deren distale Ausstrahlungen:

   a) Zerrungen oder Läsionen im LWS-Bereich:
   LG 3 Yao Yang Guan

   B 25 Da Chang Yu wird verbunden mit: **B 26** Guan Yuan Yu
   Die Implantation erfolgt homolateral.
   Schließlich kann noch die Stelle über der Crista sacralis media i. e. der Zwischenraum: Processus spinosus S_{II}–S_{III} zur Implantation gewählt werden.

   b) Muskelzerrung im LWS-Bereich:
   LG 3 Yao Yang Guan
   B 23 Shen Yu
   Ah Shi-Punkte

   c) Zerrungen im LWS-Bereich:
   LG 3 Yao Yang Guan
   B 25 Ca Chang Yu wird verbunden mit: **B 26** Guan Yuan Yu
   Die Implantation erfolgt homolateral.
   B 50 (B 36) Cheng Fu
   S_{II}–S_{III} Interspacium

Zu den angeführten Indikationen zählen noch Folgezustände nach Poliomyelitis und andere chronische Erkrankungen.

Die Catgut-Implantation erfordert dieselben Maßnahmen wie das Anlegen einer Naht. Der „Eingangspunkt" und der „Ausgangspunkt" werden markiert, lokal anaesthesiert und nach Catgutimplantation (es darf kein Fadenende aus der Haut ragen) wie üblich versorgt.

In den angeführten Beispielen ist der Eingangspunkt stets als erster Punkt angegeben: **KG 12–KG 13.** Die Implantation in einen Punkt beginnt einen Zentimeter oberhalb und endet einen Zentimeter unterhalb davon, z. B. **KG 17,** weil die Richtung dem Meridianverlauf entspricht. Der Hautpunkt zwischen S_{II} und S_{III} hat seinen Eingang 1 cm lateral und endet 1 cm daneben. Der implantierte Faden soll etwa einen Winkel von 90° bilden, was mit einer gebogenen Nadel leicht zu bewerkstelligen ist, besonders für Hautareale, die für den Einstich etwas angehoben werden können. Jedenfalls soll der Meridianverlauf gekreuzt werden.

Für weite Strecken und Lokalisationen besonderer Art sind Implantationskanülen zu empfehlen.

Assoziativ verbindet man diese Methode mit Fontanellen, Dochten und Haarseilen.

Das Haarseil wird auch heute noch erfolgreich von Tierärzten mancher Länder angewendet (ASCHNER[2]).

IX. DIE PUNKT-INJEKTION

Injektionen in Akupunkturpunkte sind eine Kombination der chinesischen traditionellen Medizin mit der westlichen Medizin. Es wurde gefunden, daß die Körperresistenz gegen Erkrankungen durch Injektionen bestimmter Mittel in Punkte oder Hautregionen mit positiver Reaktion zu erhöhen ist und eine Heilung erreicht werden kann. Die Injektion löst, physiko- und pharmakodynamisch, eine eindeutige Nadelsensation aus. Die Palpation der Meridiane und Akupunkturpunkte am entspannten Patienten soll Areale entdecken, die sich eindeutig von einem Normalzustand unterscheiden. An der Hautoberfläche, subkutan oder tiefer gelegen, findet man empfindliche, knötchen- oder strangähnliche, harte oder weiche, flache, runde oder spindelartige Veränderungen. Hautrelief, Hauttemperatur und Hautfarbe unterscheiden sich deutlich vom Normalzustand.
Von diesen gefundenen Punkten gelangen nur einige, den Regeln der Akupunktur entsprechend, für die Injektion zur Auswahl.
Die Palpation mit dem Daumen und/oder Zeigefinger geschieht mit vorsichtigen, gleitenden, drückenden oder massageähnlichen Bewegungen. Miteinbezogen in die Palpation werden auch Stellen außerhalb der Meridiane, nicht zu vergessen Hua Tuo Jia Ji und Ah Shi-Punkte.
Die stimulierende Injektion paßt sich dem Fall an. Die Kanülenstärke, die Stichtiefe, die Konzentration der Lösung, der Injektionsdruck, jede Art und Weise des Vorganges ist akupunkturbezogen.
Die zur Verwendung kommende Injektionsflüssigkeit soll leicht resorbierbar, ohne Nebenwirkungen und fähig sein, im Sinne einer Stimulation den Akupunkturpunkt prolongiert zu beeinflussen. Die chinesische Medizin verwendet z. B. Extraktionen aus Radix angelicae oder Flores carthami, wie auch Placenta- und Vitaminpräparationen.
Eine Pause von 4–7 Tagen unterbricht die jeweils 7–10 Behandlungen, die täglich oder jeden zweiten Tag erfolgen. Die üblichen Kautelen sind zu beachten.

Injektionsmittel mit anaesthesierender Wirkung scheinen in Verbindung mit der Punkt-Injektion nicht auf.
Von de la FUYE ist bekannt, daß er und seine Schule Akupunkturpunkte mit bestimmten Lösungen parenteral stimulierten. Traité d'Acupuncture. Paris, Libraire E. Le François, 1947.
Seither erzeugen einige pharmazeutische Betriebe verschiedene Injektionsmittel. Die Empfehlung der chinesischen Medizin der obzitierten Punkt-Injektion könnte vielleicht Anlaß sein, die physiko-pharmakodynamische Wirkung von Injektionsmittel auf Akupunkturpunkte wissenschaftlich zu definieren.
JARRICOT[16] berichtet „über einige Demonstrationen zur Objektivierung der neurophysiologischen Wirkungsweise der Akupunktur" und erläutert seine „Methode Tasten-Rollen" zur Auffindung von Dermalgie-réflex-Punkten.

X. DIE STARKE STIMULATION

VORLÄUFIGER BERICHT ÜBER DIE BEHANDLUNG VON FOLGEERSCHEINUNGEN NACH KINDERLÄHMUNG

C. THERAPY OF STRONG STIMULATION ON POINTS
— *Treatment of Sequelae of Poliomyelitis*

(1) PRELIMINARY ACKNOWLEDGEMENT·

The fact that treating sequelae of poliomyelitis (infantile paralysis) with "strong stimulation" therapy resuscitates to varying degrees activity of limbs which have been paralysed for many years gives us new views on this disease. Generally, sequelae of poliomyelitis of more than two years' duration was difficult to cure as most cases are due to the necrosis of the cells of the anterior horn of the spinal cord. But our clinical practice shows that not all the nerve cells of the anterior horn are damaged by the virus infection. Some of the cells may be highly depressed and are in a dormant state, losing their relative balance between excitability and depression. In order to resuscitate the cells, that is to restore them to activity, we give strong stimulation to the nerves beneath the points of the diseased limbs. Marked improvement has resulted in many patients suffering from long-standing motor impairment of their extremities.

However, this is only a preliminary view and still awaits further investigation.

(2) INDICATIONS

a. Mild, moderate type of sequelae of poliomyelitis without marked skeletal deformities.

b. Partial myoparalysis after meningitis, which is lessening gradually.

c. Acupuncture treatments may create conditions for plastic surgery in those with fixed deformities of joints and marked myo-atrophy of sequelae of poliomyelitis.

Die Wiedergabe der Originaltextstelle geschieht aufgrund der Besonderheit der therapeutischen Maßnahme. Im übrigen besteht kein Anlaß, über einen Präliminar-Artikel nicht zu berichten. Es wäre denkbar, daß die Stimulation mit der Pinzette eines Tages einer verbesserten Methode Platz macht und zur Routinetherapie wird.

Es handelt sich also um die Tatsache, daß die chinesische Medizin nach starker Stimulation, graduell verschiedengelagerte Reaktivierung von befallenen Gliedmaßen beobachten konnte.

Im allgemeinen galt es bisher als äußerst schwierig, Spätfolgezustände, von mehr als zweijähriger Dauer therapeutisch zu beeinflussen, da in den meisten Fällen die Nekrose der Vorderhornzellen irreversible Schäden setzte.

Die chinesische Medizin kam jedoch durch ihre Erfolge zur Annahme, daß die Virusinfektion, abgesehen von effektiver Nekrose, einige Zellen doch nur aus ihrem Gleichgewicht zwischen Erregbarkeit und Depression, durch höchste Schwächung ihrer Tätigkeit gebracht hat.

Das ist der Grund, weshalb die nachbeschriebenen Stimulationen, unterhalb des Läsionsbezirkes, im Gliedmaßenbereich, die Zellen zu aktivieren versuchen.

Bei vielen Patienten zeigte sich eine deutliche Besserung der Bewegungseinschränkungen, auch wenn diese lange Zeit bestanden haben.

Wie dem immer auch sei, es ist nur ein vorläufiger Bericht und man kann weiteren Forschungen entgegensehen.

a) Technik der Stimulation:

In Lokalanaesthesie erfolgt eine 1,5–2–3 cm lange Inzision über dem Akupunkturpunkt (z. B. **Dü 9, Di 11, Di 4, G 30, G 34** oder **M 36**). Nach stumpfer Präparation gelangen die Nerven zur Darstellung und nach Auffinden der „empfindlichen Punkte" wird der periphere Nerv mit der Pinzette zart massiert. (Die Anaesthesie soll weder zu tief sein, noch den Nervenstamm treffen.)

Danach beginnt die starke Stimulation, die in einer mechanischen, rhythmischen Vibration des Nervs besteht. Die Vibration mit der stumpfen Pinzette soll von hoher Frequenz sein (100–200 pro Minute), die Amplitude jedoch gering (Amplitude ist der Höhenunterschied zwischen dem Auf- und Abwärtsbewegen der Pinzette). Die Vibrationsdauer beträgt eine Minute und soll nach 2–5 maliger Wiederholung, mit eingeschalteten Zwischenpausen, beim Patienten eine Sensation auslösen, etwa ein Brennen, Prickeln, Kribbeln oder das Gefühl einer Anschwellung des jeweiligen Extremitätenbereichs.

Die Nervvibration muß schonend, vorsichtig und zart sein, Schädigungen von Gefäßen und Nerven vermieden und keinen Schock auslösen. In diesem Fall bricht man die Behandlung ab und trifft Routinemaßnahmen.

Während der Behandlung darf der Patient folgendes empfinden:

1. Als lokale Sensation während der Massage des Nervs: Wundgefühl und das Gefühl einer Schwellung, Anschwellung, Dehnung.
2. Wenn der Nervenstamm stimuliert wird und sich Sensationen nach distal ausbreiten: Prickeln oder Kribbeln.
3. Bei längerwährender Stimulation des Nervenstammes tritt in den Versorgungsgebieten ein Hitzegefühl auf.
4. Ein Gefühl, wie mit heißem Wasser verbrüht zu werden, ein Brennen, tritt nach wiederholter Stimulation des Nervenstammes auf.

Diese vier Möglichkeiten einer Reaktion auf das Ausmaß der Stimulation müssen nicht bei jedem Patienten gleichgeartet in Erscheinung treten.

Wichtig ist die Reihenfolge der Stimulation von proximal nach distal. An der oberen Extremität: **Dü 9, Di 11, Di 4** und an der unteren Extremität: **G 30, G 34, M 36.**

Die Massagerichtung an den einzelnen Nerven wie auch die Reihenfolge der Stimulation der Nerven und deren Äste richtet sich ebenfalls von proximal nach distal. Der

Nervenstamm als proximaler Teil wird zuerst und seine Äste in der Folge behandelt. Die Vibration einer längeren Nervenstrecke richtet sich nach derselben Regel, da die Stimulation in mehreren Abschnitten des Nervs erfolgt.

Ein solches Vorgehen vermag die Nervenbahnen der Extremitäten zu aktivieren und fördert die Erregbarkeit.

Zur gleichen Zeit ist jede wie immer geartete Therapie, ob physikalisch oder medikamentös, mit der „starken Stimulation" kombinierbar, wie auch die Methode der intramuskulären Catgutimplantation ihre Anwendung findet.

b) Beispiele:

Dü 9 Jian Zhen:

Die Pinzette erreicht nach ihrem Einführen am distalen Ende der Inzision, zwischen dem Caput longum und Caput laterale des M. triceps, bei stumpfer Präparation, den Nervus radialis, ulnaris und medianus. Diese Nerven sind in besagter Reihenfolge zu stimulieren. Eine ergänzende Stimulation, in derselben Reihenfolge, nur weiter distal, etwa im Bereich des distalen Oberarmdrittels, soll angeschlossen werden.

Zwischen Collum chirurgicum und dem medialen Deltoideusanteil besteht ein Zugang zu circumflexen Nerven (Axillaris).

Bei bestehenden Schwierigkeiten die Schulter zu heben, sind diese Nerven zu stimulieren.

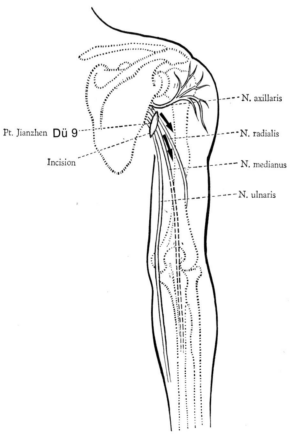

Abb. 25

Di 11 Qu Chi:

Zwischen M. biceps brachii und M. brachioradialis ist der N. radialis zur Stimulation erreichbar und in Richtung Fossa cubiti, entlang des medialen Randes des M. brachio-radialis, der N. medianus.

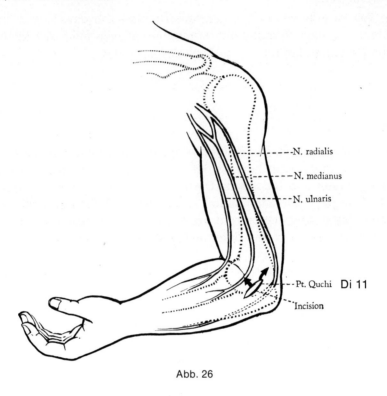

Abb. 26

Di 4 He Gu:

Die Stimulation der Äste des N. radialis, in allen Richtungen, von proximal nach distal, kann verbunden werden mit einer Stimulation des N. medianus und Ästen des N. ulnaris, nach einer Penetration der Pinzette von **Di 4** in Richtung **KS 8 Lao Gong.**

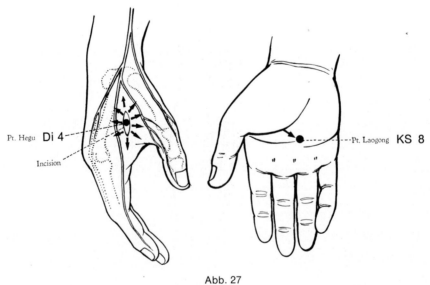

Abb. 27

G 30 Huan Tiao:

Am liegenden Patienten, bei flexiertem Hüft- und Kniegelenk, verläuft die 2–3 cm lange Inzision parallel zur Femurachse, 2 cm oberhalb des Trochanters. Die Reihenfolge der Stimulation ist von proximal nach distal: 1. Superiore Äste des N. gluteus superior (cranialis) 2. Inferiore Äste 3. Nervus gluteus inferior (caudalis) 4. N. cutaneus femoris posterior 5. N. ischiadicus (die Stimulation des Ischiadicus mit der Pinzette ähnelt einer zarten Perkussion).

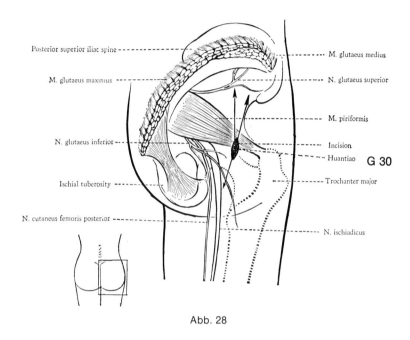

Abb. 28

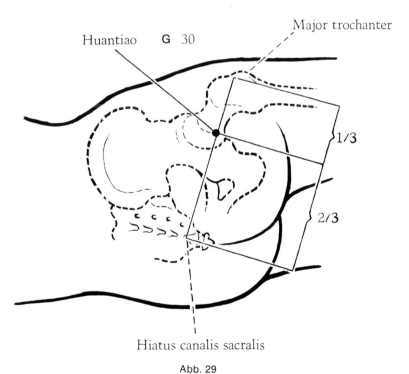

Abb. 29

G 34 Yang Ling Quan:

Nach Insertion zwischen M. peroneus longus und Extensor digitorum longus wird der N. peroneus profundus durch Vibration stimuliert, danach der N. peroneus superficialis und schließlich der N. peroneus communis oder man führt die Pinzette in Richtung Fossa poplitea und stimuliert durch Vibration den N. tibialis.

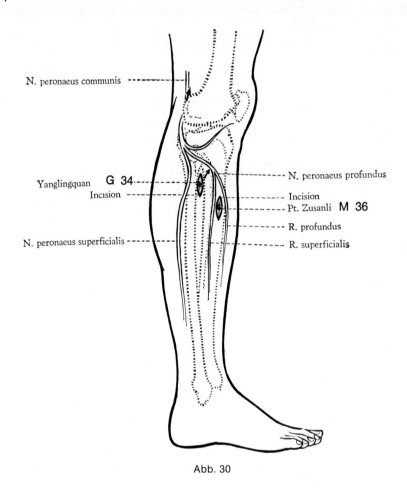

Abb. 30

M 36 Zu San Li:

Nach Insertion zwischen M. tibialis anterior und M. extensor digitorum longus gelangen die Äste des N. peroneus profundus (fibularis profundus) und danach die Äste des N. peroneus superficialis (fibularis superficialis) zur Stimulation. (Siehe Abb. 30)

Vorläufige Berichte empfehlen folgende Indikationen:
a) Mäßig ausgeprägte Folgeerscheinungen nach Poliomyelitis ohne Deformation knöcherner Anteile
b) Partielle postmeningitische Myoparalysen (zeigen graduelle Besserungsmöglichkeiten).
c) Die Akupunkturbehandlung vermag bei fixierten Gelenksdeformationen und Anzeichen von Myatrophie Voraussetzungen für die plastische Chirurgie zu schaffen.

(ERIKSON[9])

XI. DIE BEHANDLUNG MIT DER KOPFNADEL

(Eine informative Anmerkung zu Forschungen aus letzter Zeit)

Laut Veröffentlichung (1972), entwickelte die chinesische Medizin eine Behandlungsmethode, die für einen großen Prozentsatz geriatrischer Erkrankungen, welche man als Begleit- oder Folgezustände von pathologischen Veränderungen der Gehirngefäße und der lädierten Gehirnsubstanz auffassen kann, zum Einsatz kommt.
Genau umschriebene Schädelareale werden mit Nadeln besetzt und manuell oder elektrisch stimuliert.

Die vorwiegend geriatrische Indikationspalette ist breit gefächert. Vorläufige Behandlungsergebnisse sind ermutigend.

Das Ludwig-Bolzmann-Institut für Akupunktur (Leiter Dr. J. Bischko), Wien, ist neben anderen internationalen Arbeitsgruppen, um eine Weiterentwicklung im Rahmen der Wiener Schule bemüht. (ZEITLER [77], JENKER/KROPAJ [31])
Eine Wiedergabe der Kopfzonen läßt auf die zahlreichen Indikationen schließen:

   I. Bewegungs- oder Motorikzone
  II. Sensibilitätszone
 III. „Antiparkinsonzone"
  IV. Gefäßzone
   V. Schwindelzone
  VI. Sprachzone (II)
 VII. Sprachzone (III)
VIII. Zone der Koordination des Gehens
  IX. Optische Zone
   X. Gleichgewichtszone
  XI. Magenzone
 XII. Thoraxzone
XIII. Genitalzone

Die Wiener Schule versucht, die in der Originalliteratur geforderte kräftige Stimulierung mit Stahlnadeln von 9 bis 11 cm Länge, durch Besetzen der Areale mit mehreren kleinen Nadeln ähnliche Effekte zu erreichen.
GOMIRATO G., GRIMALDI L., ORSINI P., PERFETTI C., ROCCA L.[24] berichten anläßlich des Kongresses für Akupunktur und Aurikulotherapie in Turin, 1974, über die Schädelakupunktur.

Für die kleine Praxis, ohne Institutbehelfe, sei an biegbare Lineale, wie sie technische Zeichner verwenden, erinnert. Die Schädelkonturen sind gut zu erfassen und die Maßeinteilung ist genau projizierbar.

Die Anwendung der Kopfnadel in der Akupunkturanalgesie

Eine Nadelung von Schädelarealen, die von Dr. Chiao Shun-fa und seiner Arbeitsgruppe entdeckt wurden, erweist sich für die Nadelanalgesiemethode als wirksam. Es handelt sich um folgende Zonen:
MOTORIKZONE (F–E), SENSIBILITÄTSZONE (G–H), THORAXZONE (I), MAGENZONE (J), LEBER-GALLEZONE (J), GENITALZONE (K), INTESTINALZONE (K), OPTISCHE ZONE (L).
Die Nadel erfaßt den gesamten Stimulationsbezirk, ohne jedoch das Periost zu erreichen. Die dem Operationsgebiet zugehörende Sensibilitätszone wird zumeist kontralateral und die entsprechende Organzone homolateral stimuliert. Eine Kombination mit Körperpunkten ist zu empfehlen.
Zur Erläuterung dienen zwei Fallbeispiele.

Fall 1.
Patientin, 52a, Dg: Adenom der Schilddrüse.
Elektronadelung, bilateral, des oberen Fünftels und der unteren zwei Fünftel der Sensibilitätszone. Induktionszeit: 25 Minuten.
Zusatzmedikation: 60 mg Dolantin i.v. praeoperativ.
Während des Hautschnittes runzelt Pat. die Stirn und ächzt beim Hautschluß. Ansonsten ohne Zwischenfall.

Fall 2.
Patientin, 64a, Dg: Magenkarzinom. Operation: Subtotale Gastrectomie in Elektroanalgesie, bilateral oberes Fünftel der Sensibilitätszone und homolaterale Magenzone.
Zusatzmedikation: 0,3 mg Scopolamin in beide M 36 Zu San Li und 50 mg Dolantin i.v. praeoperativ. Während des Peritonealschnittes local 20 ml 1% Novocain.
Während des Hautschnittes und der Incision des Peritoneums äußert Pat. Schmerzen, ansonsten ohne Zwischenfall bei guter Muskelrelaxation.
Die Skizze veranschaulicht die angegebenen Zonen:

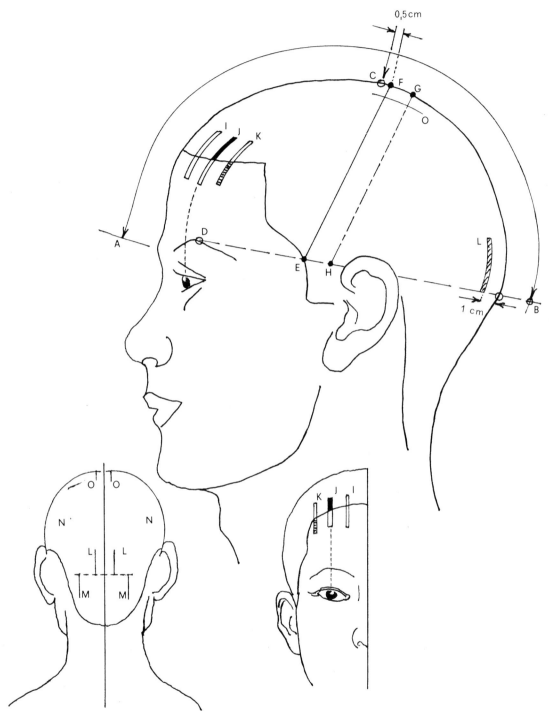

Illustration zur Kopfnadelanästhesie

Der Vertexpunkt C ist der Orientierungspunkt für die Unterteilung des Schädels. Er liegt auf der Mitte der Strecke A–B. A liegt auf dem Mittelpunkt der Glabella, (der dem Punkt Jian Ming = **Neu-P. 3** entspricht). B liegt auf der Protuberantia occipitalis. Der Punkt D liegt auf der Augenbrauenmitte. Die Verbindungslinie D–B schneidet den Haaransatz im Punkt E.

F befindet sich einen halben Zentimeter hinter C. Die Linie F–E ist die MOTORIK-ZONE.

Parallel zur Motorikzone, 1,5 cm hinter F, zeigt die strichpunktierte Linie die SENSI-BILITÄTSZONE. Die Zonen liegen bilateral.

Die Zonen für den Thorax, Leber-Galle-Magen und dem Genital-Intestinaltrakt ziehen durch die Stirnhaargrenze. Zur Orientierung: Eine gedachte Senkrechte durch die Pupille, bei Blick gerade aus, schneidet die Stirnhaargrenze. 2 cm nach ab- und aufwärts des Schnittpunktes liegt die Zone J: MAGEN-LEBER-GALLE-ZONE. Die oberen 2 cm gehören zum Magen, die 2 cm darunter zur Leber und Galle.

In der Mitte, zwischen der Medianen und der Zone J liegt die THORAXZONE (Thoraxcavitätzone) im Gesamtausmaß von 4 cm, wobei 2 cm ober- und unterhalb der Stirnhaargrenze zur Thoraxzone gehören.

Lateral der Zone J (Magen-Leber-Galle-Zone), symmetrisch zu I, findet man die Zone K: GENITAL-INTESTINAL-ZONE. Ihre obere 2 cm-Hälfte gehört zum Genitalbereich, die unteren 2 cm zum Intestinaltrakt.

L = OPTISCHE ZONE, 1 cm bilateral der Protuberantia occipitalis und reicht 4 cm nach aufwärts.

Die Unterteilung der MOTORIKZONE vom Vertexpunkt F bis E ergibt in fünf gleichen Teilen Areale im:

obersten Fünftel: für die Motorik der unteren Extremität und Rumpf (Kontralateral)

in den mittleren zwei Fünftel: für die Motorik der OE

in den unteren zwei Fünftel: für die Gesichtsmotorik

Wenn man die SENSIBILITÄTSZONE vom Vertexpunkt G bis H in fünf gleiche Teile teilt, gehört das:

oberste Fünftel: zur Sensorik der unteren Extremität, Rumpf und Nacken (kontralateral)

zwei Fünftel im Mittelfeld: zur Sensorik der oberen Extremität,

zwei Fünftel im unteren Feld: zur Sensorik von Kopf und Gesicht.

Die ANTIPARINSONZONE liegt parallel zur Motorikzone (F–E), jedoch 1,5 cm nach ventral. An diese schließt sich, abermals um 1,5 cm nach vorne und ebenso parallel: die VASODILATATIONSZONE. (Beide Zonen sind nicht eingezeichnet.)

1,5 cm oberhalb des Apex auriculi, liegt horizontal, 2 cm nach dorsal und 2 cm nach ventral reichend, die SCHWINDELZONE.

Auf der horizontalen Schwindelzone liegt ein Teil der SPRACHZONE (III). Sie mißt 4 cm. Ihre ventrale Hälfte liegt kongruent auf der dorsalen Hälfte der Schwindelzone, die restlichen 2 cm reichen nach dorsal. (Diese beiden Zonen sind nicht eingezeichnet.)

M = GLEICHGEWICHTSZONE, 3,5 cm bilateral der Medianlinie.

N = SPRACHZONE (II)

O = ZONE DES KOORDINIERTEN GEHENS, 1 cm bilateral der Medianlinie, ca. 3 cm lang.

Die KOPFNADEL-ANALGESIE-METHODE hat sich aus der Behandlung mit der Kopfnadel ergeben. (Für die freundliche Überlassung von illustrierter Literatur danke ich Herrn Dr. G. König an dieser Stelle).

Eine Beschreibung von Gesichts- und Nasenpunkten liegt außerhalb des Kompendiumrahmens.

XII. KURZHINWEISE ZUR OHR-AKUPUNKTUR

Unter Auriculotherapie versteht man die Behandlung von Erkrankungen durch Nadelung bestimmter umschriebener Areale auf dem Ohr. Sie ist eine traditionelle Therapiemethode und ein Bestandteil der Akupunktur. Die Beziehung zwischen Ohr, innerer Organe und Meridiane wurde vor mehr als 2000 Jahren im „Kanon der Medizin" Huangdi Nei Jing, aufgezeichnet. Das Kapitel „Kou Wen Pie" (Ling Shu) besagt: „Das Ohr ist der Platz, wo alle Meridiane zusammentreffen." Jahre hindurch ist über die Behandlung von Erkrankungen mit Ohrnadelung geschrieben worden. Seit 1956 wurde die Methode in ganz China angewendet und die Punkteanzahl stieg über mehr als 200, nach wiederholten Experimenten und klinischer Praxis.
Für die Auswahl der Punkte auf dem Ohr empfiehlt die chinesische Medizin folgendes:
1. Punkte in Korrespondenz mit dem erkrankten Organ: z. B. den Magenpunkt, bei gastrischen Beschwerden; den Lungenpunkt, bei pulmonalen Affektionen; den Punkt **51** „Vegetativum", bei diesbezüglicher Symptomatik.
2. Punkte, im Sinne der chinesischen traditionellen Medizin: z. B. bei Erkrankung der Augen, wie aber auch der Leber bietet sich der Leberpunkt an, da das Auge mit der Leber in Verbindung steht. Bei Erkrankung der Lunge, aber auch der Haut, ist es dementsprechend der Lungenpunkt.
3. Punkte, die sich aufgrund patho-physiologischer Erkenntnisse ergeben: z. B. gynäkologische Indikationen, die neben dem Punkt „Uterus", die Punkte „Subcortex" und „Endocrinium" zur Unterstützung verlangen.
4. Punkte, die sich aus klinischen Erfahrungen ergeben haben: z. B. Punkt **105** „Blutdrucksenkende Furche" an der Ohrrückseite, im oberen Drittel der kraniokaudal verlaufenden Furche gelegen.

Aus KÖNIG/WANCURA: Neue chinesische Akupunktur, Verl. Maudrich, Wien, 1975 (Lit.[38]) wurde folgendes entnommen:

Ohrakupunktur

Die wichtigste und am weitesten ausgebaute Sonderform: die Akupunktur der Ohrmuschel (in Frankreich nach NOGIER als Auriculotherapie bezeichnet) beruht auf der Überlegung, daß sich in einem Körperteil, eben der Ohrmuschel, der ganze Organismus widerspiegelt, wie etwa die Projektion der Körperabschnitte in bestimmten Zentren der Großhirnrinde (bzw. des ZNS) als bekannt vorausgesetzt werden darf. Schon vor mehreren tausend Jahren war der günstige Einfluß auf manche Neuralgien (z. B. Hippokrates bei Ischialgie) durch Kauterisation der Ohrmuschel sowie des Antihelix bekannt. Nun zeigt die genaue Inspektion der Ohrmuschel besonders bei chronischen Erkrankungen öfters sichtbare Veränderungen wie Ekzeme, Schuppung, Rötung oder Rhagaden an bestimmten Punkten; es ist auch der elektrische Hautwiderstand verändert (dazu dienen die handelsüblichen Punktmeßgeräte). Experimentelle Untersuchungen am Kaninchenohr erzeugen nach intravenöser Injektion von Farbstoff Farbveränderungen an der Ohrmuschel, die den Stellen vorher gesetzter Terpentinabszessen entsprechen (dies unterbleibt nach cervikaler Sympathectomie). Ebenso läßt sich eine experimentell erzeugte Peritonitis am Kaninchenohr nachweisen. Bei Versuchspersonen (besonders bei Jugendlichen) führt eine leicht schmerzhafte Quetschung der Haut nach etwa 15 Minuten zur deutlichen Zunahme der Sensibilität und Herabsetzung des elektrischen Hautwiderstandes im entsprechenden Ohrmuschelabschnitt. Die nun schon seit einigen Jahrzehnten beobachteten Veränderungen der immer wieder gleichen Punkte am Ohr bei Erkrankungen der entsprechenden Körperregionen hat schließlich zu einer ausgedehnten Ohrmuschelkartographie geführt, welcher sich die Ohrakupunktur bedient (Nogier).

Wie man aus dem angeführten Indikationsverzeichnis ersehen kann, ist der Behandlungsumfang dieser Sonderform der Akupunktur fast so groß wie der der Körperakupunktur. Auch die Akupunkturanalgesie bedient sich in mehr als der Hälfte der Fälle der Ohrakupunktur, vor allem bei großen Operationen und besonders bei Schockzuständen. Die Akupunkturanalgesie ist auch der deutlichste Nachweis dafür, daß nicht nur Krankheiten des Organismus in der Ohrmuschel ihren Niederschlag finden, sondern daß man umgekehrt von diesen Punkten aus pathologische Prozesse des Körpers mittels der Ohrakupunktur oft sehr rasch günstig beeinflussen kann. Die Vielzahl der Reizarten und der oftmals plötzlich eintretende Behandlungseffekt sprechen für einen nervalen Mechanismus. Die sensible Innervation der Ohrmuschel erfolgt nach den Angaben der Anatomen über den N. trigemins, N. vagus und die ersten Cervicalnerven. Nach neurologischen Beobachtungen sind auch Äste des N. glosso-pharyngeus und N. facialis daran beteiligt. Wesentlicher für Ohrakupunktur ist u. E. vielleicht die vegetative Innervation des Ohres; die sympathische Innervation erfolgt längs der Gefäße. So liegt z. B. **P. 55** (Shen Men – Tor der Götter) an der oberen Antihelixwurzel an jener Stelle, wo die Gefäße durch den Knorpel durchtreten. Die parasympathische Innervation ist noch weniger erforscht, aber die Sturge–Weber'sche Krankheit (das Auftreten von umschriebenen Gefäßnaevi und Verkalkungen von Hirngefäßabschnitten zeigt Zusammenhänge zwischen Haut und Gehirn über die parasympathischen Gefäßnerven.

Indikationsverzeichnis der Ohrakupunktur*

1. Infektionskrankheiten: Influenza, Varizellen, Parotitis epidemica, akute und chronische infektiöse Hepatitis, Pertussis, Ruhr, Lungentuberkulose, Malaria.

2. Erkrankungen des Magen-Darm-Traktes: Gastroduodenitis, Ulcus ventriculi, Ulcus duodeni, Ptosis ventriculi, Magenkrämpfe, nervöse Funktionsstörungen des Magen-Darm-Traktes, „Zwerchfellkrämpfe", Enterokolitis, Obstipation, Meteorismus, Darmkolik, vegetative Störungen des Magen-Darm-Traktes, Kolitis, Darmtuberkulose, Dyspepsie, „Übelkeit und Erbrechen", Diarrhoe.

---

* wurde von uns in einer Monographie schon ausführlich dargestellt (König-Wancura: Einführung in die chinesische Ohrakupunktur, Haug-Verl. 1973).

3. Erkrankungen des Respirationstraktes: Bronchitis, lobäre Pneumonie, Bronchopneumonie, Asthma bronchiale, Lungenemphysem, Pleuritis, Pleuraadhäsionen, Husten.

4. Herz- und Kreislauferkrankungen: Myocarditis, rheumatische Karditis, Rhythmusstörungen des Herzens, Hypertonie, Hypotonie, „Pulslosigkeit", „Gefäßentzündung", Durchblutungsstörungen der Akren, „Druckgefühl" in der Brustregion.

5. Blutkrankheiten: Eisenmangelanämie, Verminderung der weißen Blutkörperchen, Hämatome bei Thrombozytenmangel.

6. Erkrankungen der Harn- und Geschlechtsorgane: akute Nephritis, Nephropathie, Pyelonephritis, Niereninsuffizienz, Haematurie, Pollakisurie, Harnretention, Inkontinenz, Impotenz, Ejaculatio praecox, Orchitis, Epididymitis, Prostatitis, Nephrolithiasis, Zystitis.

7. Erkrankungen der inneren Sekretion: hypophysärer Zwergwuchs, Hypothyreose, Hyperthyreose, Diabetes insipidus, Morbus Sheehan, „innersekretorische Dysregulation", Gynäkomastie.

8. Erkrankungen des Bewegungsapparates: Periarthritis humeroscapularis, rheumatoide Arthritis, „Reibegeräusche im Gelenk", „Nackensteifigkeit", (Zervikalsyndrom?), „Verdickung der Wirbelsäule", „Erweichung der Patella", Fraktur, Verrenkungen, Verstauchungen, habituelle Luxation, „Knöchelsporn"

9. Neurologische und psychiatrische Erkrankungen: Trigeminusneuralgie, Fazialisparese, „Gesichtsspasmus", Morbus Ménière, Interkostalneuralgie, Polyneuritis, Ischias, amyotrophe Lateralsklerose, zerebellare Ataxie, Epilepsie, Spätfolge nach Commotio cerebri, Spätfolge nach Meningitis, Spätfolge nach Kinderlähmung, Spätfolge nach Hirnblutungen, „ungenügende Entwicklung des Großhirns", Hemikranie, Hyperhydrosis, Kopfschmerzen in Verbindung mit Schwindelgefühl, Schlaflosigkeit, Neurasthenie, „Muskelschwäche", hysterische Lähmung, hysterische Aphasie, Schizophrenie, „Halluzinationen".

10. Chirurgische Erkrankungen: Furunkel, Karbunkel, Gangrän, Phlegmone, Erysipel, Mastitis, akute und chronische Appendizitis, Cholelithiasis, chronische Cholezystitis, chronische Pankreatitis, paralytischer Ileus, innere und äußere Hämorrhoiden, Fissura ani, Rectumprolaps.

11. Gynäkologische Erkrankungen: Dysmenorrhoe, Amenorrhoe, Fluor, „dysregulatorische Uterusblutung", Endometritis, Descensus uteri, chronische Pelvitis, Adnexitis, bei starken Schmerzen postpartal, Pruritus vulvae.

12. Augenkrankheiten: Hordeolum, Konjunktivitis, Optikusatrophie, Grüner Star, Papillitis, Nachtblindheit, Myopie, Astigmatismus.

13. Hals-, Nasen-, Ohrenerkrankungen: Tinnitus, Schwerhörigkeit, Furunkel am äußeren Gehörgang, Mittelohrentzündung, Rhinitis, atrophische Rhinitis, allergische Rhinitis, Nasenbluten, Ulcus vestibuli nasi, Pharyngitis chronica, Laryngitis chronica, Heiserkeit, Tonsillitis acuta, Ödem der Uvula, „Taubheit".

14. Erkrankungen der Mundhöhle: Karies, Paradentitis, Parodontose, Stomatitis, Glossitis.

15. Hauterkrankungen: Follikulitis, „gewöhnliche Geschwüre", Frostbeulen, Ekzeme, Ekzeme der Kinder, allergische Dermatitis, Urtikaria, Pruritus, Neurodermitis, „Verhärtung der Haut", seborrhoische Dermatitis, Haarausfall, Alopecia areata, Rhinophym, Erythema solaris.

16. Andere allgemeine Indikationen: Sonnenstich, Schock, „Rausch", Nausea, Ödeme unklarer Genese, „unklare Untertemperatur", Lymphknotenschwellungen.

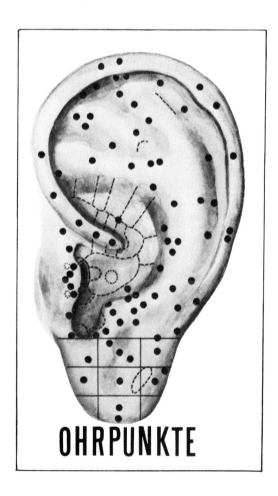

OHRPUNKTE

Die Lage der 110 Ohrpunkte an der Vorderseite der Ohrmuschel nach den chinesischen Tafeln.

XIII. NACHWORT

Im Sinne einer Referenz an die Verfasser der „OUTLINES", sollen die letzten Absätze aus dem Original das Kompendium beschließen.

Treatment by acupuncture and moxibustion is not only broadly practised in China but is also welcomed abroad. As early as the sixth century A.D. acupuncture and moxibustion were introduced into Japan and other countries. They then spread to the Arabian and European countries. According to incomplete statistics, more than 40 countries now use these methods in curing diseases.

Reciprocally, medical and pharmaceutical knowledge from other countries has also been introduced into China. Such interchange of medical knowledge promotes friendship between the Chinese people and other peoples of the world.

Chairman Mao Tsetung and the Communist Party of China have always attached great importance to the development of Chinese medicine. As early as 1928, Chairman Mao advocated the use of **"both Chinese and Western treatment."** In the days of the Red Army and during the War of Resistance Against Japan and the Liberation War, acupuncture and moxibustion played a vital role in keeping the soldiers and the labouring people in good health. After the founding of the new China in 1949, clinics, research organizations and colleges specializing in Chinese medicine, including acupuncture and moxibustion research institutes, were established in Peking and the various regions of China. During the Great Leap Forward in 1958, by combining Chinese and Western medicine, acupuncture anesthesia was developed, marking a great step forward in the science of acupuncture.

Since the Great Proletarian Cultural Revolution, a bright vista has been opened in the field of acupuncture and moxibustion. At present acupuncture anesthesia can be applied in various complicated operations, including craniotomy. New types of acupuncture treatment have been discovered by revolutionary medical workers, and have proved effective in curing many diseases once thought incurable.

We are convinced that, under the guidance of the revolutionary medical line of Chairman Mao, and following the correct path of combining Chinese and Western medicine, acupuncture and moxibustion will be further advanced and offer worthy contributions towards world medicine.

XIV. INDIKATIONSVERZEICHNIS

1. Die Angabe der Punktenummern im Indikationsverzeichnis richtet sich nach der gewohnten Nomenklatur. (Die Punktefolge, aufgrund der neuen Meridiantafeln aus der V. R. China wurde im Text berücksichtigt und in Klammer gesetzt).
2. Die Aufstellung der Indikationspunkte entbindet nicht vom Lesen des Textes.
3. Das Indikationsverzeichnis ist ein Verzeichnis der Fallbeispiele, die nur Empfehlungen sind und vorwiegend der Einarbeitung in die Methodik dienen. Es sind keine Fertigrezepte.
4. Das Indikationsverzeichnis ist von geringem Umfang, da das Anliegen des Kompendiums in der eigenen Erarbeitung der jeweiligen Fallpunkte besteht.
5. Selten werden pro Behandlung alle angegebenen Punkte in ihrer Gesamtheit genadelt.
6. Die Körperakupunktur schließt andere Methoden nicht aus.
7. Eine schulmedizinische Behandlung wird die Akupunktur miteinbeziehen, wie auch umgekehrt.
8. Eine Zusammenarbeit mit dem Facharzt wird empfohlen.

Apoplexie
Akutes Stadium:
a) Spastisch:
LG 25
PaM 86
Le 3
LG 19
N 1

b) Paralytisch:
KG 8 (Moxa)
KG 4 (Moxa)

Chron. Stadium:
Obere Extremitäten:
Neu-P. 45
Di 15
3E 5
Di 11
Di 4

Untere Extremitäten:
B 23, 25, 51
G 30, 31, 34, 39
M 41

Aphasie:
KG 23
LG 14
H 5

Gesichtsparalyse:
M 2, 3
KG 24

Appendicitis acuta
PaM 142
M 36
MP 14
M 25

Symptompunkte:
KS 6: Schwindel, Erbrechen
Di 11: Fieber

Arthritis
Obere Extremitäten:
Di 15
Di 11
3E 5
Di 4
PaM 107

Untere Extremitäten:
G 30
M 35
G 34
G 39
M 36
M 41
G 40
PaM 137

Wirbelsäule:
PaM 85
LG 14
B 51

Mandibulargelenk:
M 2
G 2
Di 4

Asthma bronchiale
Neu-P. 45
KG 22
B 13
KG 17

Symptompunkte:
Lu 7: Husten
M 40: Exzessives Sputum
KS 6: Palpitationen
KG 6 Dyspnoe
B 23: Gebähltes Abdomen
M 25: Lumbago

Asthenie
KG 4
M 36

Bronchitis (akut)
Lu 5
Di 4
Lu 7

Symptompunkte:
LG 13: Fieber
Dü 17: Halsentzündung
M 40: Exzessives Sputum

Bronchitis (chronisch)
B 13

Lu 1
Lu 7
N 3

Symptompunkte:
KG 17: Haemoptysis
KS 5: Haemoptysis
Lu 6: Brustschmerzen
B 17: Brustschmerzen
B 20: Exzessives Sputum
KG 12: Gebähltes Abdomen

Bronchitis (vorsaisonale Prophylaxe)
LG 13
KG 6
M 36

Cholecystopathie
Cholecystitis:
PaM 152
3E 6

Cholelithiasis:
B 19
M 36

Ascariasis:
Di 20
M 5
G 34

Symptompunkte:
KS 6: Erbrechen
LG 8: Icterus
B 18: Rückenschmerzen

Conjunctivitis acuta
a) PaM 9
   B 1
   Di 4
b) 3E 21
   M 4
c) Apex helicis und Ohrrückseite: Blutung artefic.

Diarrhoe, Dyspepsie
M 36
MP 4
M 25
KG 6

Ellbogenschmerzen
Di 11
Di 12
G 34
Ah Shi-Punkte

Enteritis acuta, Dysenterie
M 25
M 37

Symptompunkte:
KS 6: Nausea, Vomitus
LG 1: Tenesmus
M 34: Abdominalschmerzen, akute
LG 13: Hohes Fieber

Enuresis nocturna
a) KG 4
   MP 6
   M 36
b) B 23, 32, 28

Symptompunkte:
H 7: Träume

Epilepsie
a) LG 25
   Dü 3
   B 62
b) LG 19
   KG 12
   M 40
c) B 15
   B 18
   MP 6

Erysipel
Ah Shi-Punkte
B 40
MP 10

Symptompunkte:
LG 13: Fieber
PaM 9: Kopfschmerzen

Facialisparese
G 14
3E 21
M 5
M 7
Di 4

Symptompunkte:
Di 20: Verstrichene Naso-labilfalte
LG 25: Hängende Oberlippenfalte
KG 24: Hängende Unterlippenfalte
3E 17, 7: Mastoidschmerzen

Fieber
LG 13
Di 11
Di 4

Flatulenz
M 25
MP 6
M 36
KG 11
KG 6

Furunkel
LG 9
LG 11

Symptompunkte:
LG 13: Hohes Fieber
Di 4: Hohes Fieber
KS 8: Benommenheit
H 7: Benommenheit
(Textstelle bitte zu beachten)

Gastralgie
B 21
KG 12
KS 6
MP 4

Symptompunkte:
B 18: Magenneurose
Le 3: Magenneurose
M 36: Dyspepsie
Neu-P. 100: Gastroptose
KG 6: Gastroptose (Moxa)

Haemorrhoiden
B 32
B 30
B 57
LG 1

Symptompunkte:
B 25: Obstipation
3E 6: Obstipation

Harntraktinfektionen
KG 3
MP 9
B 32
Le 8

Symptompunkte:
Haematurie:
B 28
MP 10
Fieber:
LG 13
3E 5
Rückenschmerzen:
B 23
N 5

Hepatitis infectiosa
a) B 18
Le 14
B 19
G 24
b) B 20
Le 13
B 21
KG 12

Symptompunkte:
LG 8: Icterus
PaM 152: Icterus
G 40: Costalgie
3E 6: Costalgie
M 25: Blähungen
MP 6: Blähungen

Herzbeschwerden
B 15
B 14
KS 6
H 7

Symptompunkte:
KS 4: Tachycardie
H 5: Bradycardie
LG 24: Bradycardie
Lu 6: Haemoptysis
B 17: Haemoptysis
B 18: Leberschwellung
Le 3: Leberschwellung
KG 17: Cardialgia anterior

KS 4: Cardialgia anterior
B 23: Rückenschmerzen
MP 6: Gebähtes Abdomen
Bei akutem Rheumatismus:
G 34
G 39
M 35
G 30

Hitzschlag, Sonnenstich
LG 13
Di 11
KS 6
Casus gravis:
LG 25
N 1
PaM 86 (bluten lassen)
B 40 (bluten lassen)

Symptompunkte:
Spasmen, obere Extremität:
Di 11
Di 4
Spasmen, untere Extremität:
B 57
G 34
Le 3

Husten
KG 22
Lu 7
MP 6

Hyperhidrosis
H 6
N 7

Hypertension
N 5
B 23
Le 2
B 18

Symptompunkte:
B 20: Schwindel und Kopfschmerzen
M 40: Exzessives Sputum
KG 12: Gebähtes Abdomen
M 36: Allgemeine Schwäche
MP 6: Allgemeine Schwäche

Hysterie, Schizophrenie
Hysterie:
H 7
KS 6
MP 6
Schizophrenie:
(Manisch)
LG 25
LG 13
M 40
(Depressiv)
KS 5
M 36

Symptompunkte:
Halluzinationen:
G 2
3E 5
Wahnvorstellungen:
B 1
Le 2
Stummheit:
LG 14
KG 23
Blindheit:
PaM 8

Influenza und Erkältung
LG 13
G 20
Di 4

Symptompunkte:
PaM 9: Kopfschmerzen
Di 20: Verlegte Nase
N 7: Hohes Fieber
Lu 7: Husten
B 12: Husten
Lu 11: Halsentzündung (bluten lassen)

Insomnie
H 7
MP 6
N 5
LG 23
PaM 1

Intercostalneuralgie
PaM 85
Le 14
G 34
Le 3

Ischias
B 49
B 25
G 30
B 51
G 34
G 39
B 57
PaM 85

Kopfschmerzen
parietal:
LG 19
B 60
Le 2
frontal:
G 14
PaM 3
Di 4
temporal:
PaM 9
G 20
3E 5
occipital:
LG 14
B 10
B 60
diffus:
LG 14
PaM 3
Di 4
3E 5

Krampfanfälle, akute kindliche
LG 25
Lu 11
PaM 86

Symptompunkte:
LG 13: Hohes Fieber
Di 11: Hohes Fieber
KS 6: Bewußtseinsstörung
Le 3: Bewußtseinsstörung
G 20: Meningit. Reizerscheinungen
LG 11: Meningit. Reizerscheinungen
LG 14: Gehirnödem

N 7: Gehirnödem
LG 24: Versagen der Atmung
Lu 7: Exzessives Sputum
M 40: Exzessives Sputum

Rekonvaleszenzstadium:
Di 10: Tremor
H 3: Tremor
G 34: Tremor
PaM 8: Sehstörung
G 37: Sehstörung
B 1: Strabismus
G 1: Strabismus
LG 14: Aphasie
H 5: Aphasie
KG 23: Schluckbeschwerden
N 3: Schluckbeschwerden

Krampfanfälle, chron. kindliche
a) **LG 19**
   KG 4
   M 36
b) **B 18**
   B 20
   KG 6

Symptompunkte:
M 25: Diarrhoe
Di 4: Konvulsionen
Le 3: Konvulsionen

Lageanomalie des Fetus
B 67
Täglich 30 Minuten mit Moxaröllchen behandeln.

Laktationsmangel
KG 17
M 18
H 1
Dü 1
M 36

Lumbalgie
B 23
B 40
PaM 85
Dü 6

Symptompunkte:
LG 25: Schmerzen in der WS
Dü 3: Verstauchung, Verrenkung
B 23: Muskelrheuma (Moxa)

Lymphangitis acuta
KS 3
B 40
PaM 86
(Textstelle bitte zu beachten)

Malaria
a) **LG 13**
   KS 5
   Dü 3
b) **LG 8**
   MP 10
   G 39

Malnutrition
PaM 94
B 20
B 21
M 25
M 36

Symptompunkte:
KS 6: Erbrechen
KG 6: Abdominalschmerzen
MP 4: Geblähtes Abdomen
LG 13: Fieber p. m.
MP 6: Fieber p. m.

Masseterspasmus
M 2
M 3
Di 4

Mastitis
Le 3
G 41
M 18
Dü 1
M 36
KG 17

Menstruation (irregulär),
Amenorrhoe
MP 6
B 18

MP 10
KG 6
KG 4

Symptompunkte:
MP 1: Exzessive Blutung
B 32: LWS-Schmerzen

Myopie
  a) M 4
     B 1
     Di 4
  b) PaM 13
     G 20
     G 37

Nachtschweiß
  Dü 3
  H 6

Nackensteife
  G 20
  G 39
  Dü 6
  Ah Shi-Punkte

Nausea, Vomitus
  KS 6
  M 36

Neurasthenie
  H 7
  KS 6
  MP 6
  LG 19

Opticusatrophie
  a) B 1
     PaM 8
     PaM 13
  b) B 18
     B 23
     MP 6

Palpitation
  KS 6
  KS 4

Paraplegie
  PaM 85
  G 34
  M 36
  MP 6
Symptompunkte:
Harn- und Stuhlinkontinenz:
KG 4
B 32
B 49

Parotitis
  3E 17
  M 3
  Di 4
  3E 5

Symptompunkte:
Di 11: Fieber

Pelvicopathie
  KG 4
  M 29
  B 31 bis 34
  MP 6

Symptompunkte:
G 26: Leukorrhoe
B 23: Rückenschmerzen

Pertussis
  Neu-P. 45
  M 40
  B 13
  Lu 5

Symptompunkte:
KS 6: Erbrechen
Lu 6: Blutiges Sputum

Poliomyelitis
  a) Frühstadium:
     LG 13
     3E 5
     Di 11

Symptompunkte:
Diarrhoe:
M 25
M 36

Halsentzündung:
Dü 17
Lu 11
Kopfschmerzen, Erbrechen:
PaM 9
KS 6
b) Folgestadium (Paralyse):
der Zwerchfellmuskulatur:
B 17
Le 14
KG 15
der Abdominalmuskulatur:
B 20
B 21
M 21
M 25
der oberen Extremitäten:
Neu-P. 45
Di 11
Di 4
des Handgelenkes:
3E 5
Dü 6
der unteren Extremitäten:
PaM 85 (von L II–S II)
G 30
G 34
Kniegelenk (Extension):
B 54
Le 8
Paralyse des Sprunggelenks:
M 37
M 41
Extroversion des Vorderfußes:
N 5
MP 6
Introversion des Vorderfußes:
G 39
B 60

Polyneuritis
  PaM 107
  Di 11
  3E 5
  PaM 137
  M 36
  MP 6

Pruritus
  Di 11

MP 10
MP 6

Rectumprolaps
  LG 19
  LG 1
  M 36
  MP 6
  KG 6
  KG 8

Retentio urinae
  a) **KG 3**
   KG 4
   MP 6
  b) **B 28**
   B 32
   MP 9

Rhinitis chronica
Sinusitis chronica
  a) **Di 20**
   LG 22
   Di 4
  b) **PaM 3**
   Lu 7
   G 20

  Symptompunkte:
  PaM 9: Kopfschmerzen
  B 2: Schmerzen im Stirnhöhlenbereich

Salivation
  KG 24
  M 7
  KG 23

Schlafstörende Träume
  B 15
  H 7
  Le 3

Schluckbeschwerden
  KG 22
  KS 6
  KG 23

Schock
  a) **LG 25**
     N 1
  b) **M 36**
     MP 6
     KS 6
     KG 6

Schulterschmerzen
  a) **M 38**
     B 57
  b) **Di 15**
     Dü 10
     G 34
     Di 11

  Symptompunkte:
  Dü 11: Perifokale Entzündung
  Di 16: Tendinitis supraspin.
  Dü 14: Bursitis infra-acrominalis

Sehnenscheidenerkrankung
  a) Proc. styl. radii:
  Di 5
  Lu 7
  b) M. flexor digitorum:
  Lu 7: Daumen
  KS 7: Dig. II und III
  H 7: Dig. IV und V
  c) Synovialcyste:
  3–4 Nadeln um die Region
  (Ah Shi-Punkte und angrenzende Punkte bei allen Fällen)

Spermatorrhoe und Impotenz
  a) **KG 4**
     N 5
     M 36
  b) **B 23**
     B 47
     MP 6

Struma simple und Hyperthyreose
  M 9
  KS 6
  MP 6
  Di 4
  3E 13

  Symptompunkte:
  Dü 17: Heiserkeit
  KG 20: Heiserkeit
  Lu 7: Trockenen Husten
  N 3: Trockener Husten
  CAVE: Auftreten eines solitären Knotens, rasches Wachstum einer Struma, Konsistenzvermehrung, unmotivierte Heiserkeit: ad Abklärung!

Taubstummheit
  a) Taubheit:
     3E 23
     Dü 19
     G 2
     Dü 17
     3E 5
     3E 3
  b) Stummheit:
     LG 14
     KG 23
     H 5

Tonsillitis, Pharyngitis
  Dü 17
  Di 4
  Lu 11 (bluten lassen)

  Symptompunkte:
  Di 11: Fieber
  M 44: Fieber

Trigeminusneuralgie
  I. Ast:
  G 14
  PaM 9
  B 2
  3E 5

  II. Ast:
  M 5
  M 6
  LG 25
  Di 4

  III. Ast:
  M 2
  M 3
  KG 24
  M 44

Urticaria
  Le 13
  Le 14
  Le 2
  MP 10
  MP 6
  M 36

Uterusprolaps
  PaM 47
  MP 6
  KG 6
  LG 19
  B 31 bis 34 (Moxa)
  M 36

Verrenkung, Verstauchung der unteren Extremitäten
  Hüftgelenk: **G 30**
  Kniegelenk: **G 34**
  Sprunggelenk: **G 39**
  (Textstelle bitte zu beachten)

Vomitus matutinus
  KS 6
  M 36

Wadenkrampf
  B 57

Wehen (verzögert)
  MP 6
  Le 3
  B 31
  B 32
  Di 4

Zahnschmerzen
  Di 4
  M 44
  M 2
  M 3
  B 23
  N 5

Zwerchfellspasmus
  B 17
  KG 22
  KS 6
  LG 25

XV. LITERATUR

1. ANSCHÜTZ F.: Die körperliche Untersuchung, Verl. Springer, Berlin–Heidelberg–New York, 1975.
2. ASCHNER B.: Behandlung des Gelenkrheumatismus und verwandter Zustände, Verl. Hippokrates, Stuttgart, 1949.
3. BACHMANN G.: Die Akupunktur eine Ordnungstherapie, Verl. Haug, 1959. Die Akupunktur, Paracelsus, Archiv der prakt. Medizin, Verl. Hollinek, Wien, Fasc. 8 vom 1. VIII. 1952.
4. BAHR F. R.: Entwicklungsstand der Ohrakupunktur in China, Suchtbehandlung durch Aurikulotherapie, Kongreßbericht 1975, Verl. H. Egermann, 1976.
5. BAUM M., BÄUERLE A., RICHTER J.: Ausgangscharakteristik von Elektro-Akupunktur-Geräten unter Berücksichtigung sicherheitstechnischer Aspekte, Kongreßbericht 1975, Verl. H. Egermann, 1976.
6. BENZER H., BISCHKO J., PAUSER G.: Clinical experiences with acupuncture analgesia, Giornate Austro-Franco-Italiane di Agopuntura ed Auricoloterapia, 1974, Edizioni Minerva Medica, Torino, 1975.
7. BENZER H. und PAUSER G.: Zur Problematik der Akupunkturanalgesie, Österr. Ärztezeitung, Heft 18, 1973.
8. BERGSMANN O.: Akupunktur bei chronischen broncho-pulmonalen Erkrankungen, Österr. Ärztezeitung, Heft 18, 1973.
9. BERGSMANN O.: Zur Biophysik des Akupunkturpunktes, Kongreßbericht 1975, Verl. H. Egermann, 1976.
10. BISCHKO J.: Einführung in die Akupunktur, Verl. Haug, Heidelberg, 1972, Akupunktur für Fortgeschrittene, Verl. Haug, 1973.
11. BISCHKO J.: Die Grundlagen der Akupunktur, Österr. Ärztezeitung, Heft 18, 1973.
12. BOSSY J.: Le substratum morphologique des points et zones périphériques des réflexothérapies cutanées, Giornate Austro-Franco-Italiane di Agopuntura ed Auricoloterapia, 1974, Edizioni Minerva Medica, Torino, 1975.
13. BOURDIOL R.: Embryogenèse et auriculo-médicine (Hypothèse sur l'innervation et le développement de l'oreille), Giornate Austro-Franco-Italiane di Agopuntura ed Auricoloterapia, 1974, Edizioni Minerva Medica, Torino, 1975.
14. BRODDE A.: Ratschläge für den Akupunkteur, Verl. Pflaum, München, 1954.
15. BRUNNER F.: Akupunkturanalgesie in der Veterinärmedizin, Kongreßbericht 1975, Verl. H. Egermann, 1976.
16. BUSSE E. und BUSSE P.: Akupunkturfibel, Verl. Pflaum, München, 1954.
17. CAZULLO C. L., ROCCA L., ROGORA G. A.: Möglichkeiten der Anwendung der Akupunktur bei psychiatrischen Erkrankungen, Kongreßbericht 1975, Verl. H. Egermann, 1976.
18. CZURDA R., KRISTEN H., ROCCA L.: Indications of acupuncture in orthopedics, Giornate Austro-Franco-Italiane di Agopuntura ed Auricoloterapia, 1974, Edizioni Minerva Medica, Torino, 1975.
19. DUNKL H.: Was leistet die Akupunktur bei Rheumatikern in der Allgemeinpraxis? Kongreßbericht 1975, Verl. H. Egermann, 1976.
20. ERIKSSON E.: Atlas der Lokalanästhesie, Verl. Thime, Stuttgart, 1970.
21. de la FUYE und SCHMIDT H.: Die moderne Akupunktur, Verl. Hippokrates, Stuttgart, 1952.
22. FEUCHT G.: Kurzer geschichtlicher Abriß der Akupunktur, Österr. Ärztezeitung, Heft 18, 1973.
23. GOLDECK H.: Das Symptom, Verl. Enke, Stuttgart, 1970.
24. GOMIRATO G., GRIMALDI L., ORSINI P., PERFETTI C., ROCCA L.: L'agopuntura cranica, Giornate Austro-Franco-Italiane di Agopuntura ed Auricoloterapia, 1974, Edizioni Minerva Medica, Torino, 1975
25. GOMIRATO G., GRIMALDI L., PERFETTI C., ROCCA L.: Zerebrale Akupunktur – deren neurophysiologischen Basen; Klinische Resultate mit der cerebralen Akupunktur, Kongreßbericht 1975, Verl. H. Egermann, 1976.
26. HAIDER M., GANGLBERGER J. A., SCHMID H.: Periphere Nervenstimulation (Akupunktur) – neurophysiologische Grundlagen, Kongreßbericht 1975, Verl. H. Egermann, 1976.
27. HENNINGER H.: Akupunktur bei Phantomschmerzen, Kongreßbericht 1975, Verl. H. Egermann, 1976.
28. HIEMER H.: Die Akupunktur in der unfallchirurgischen Nachbehandlung, Kongreßbericht 1975, Verl. H. Egermann, 1976.
29. JARRICOT H.: Projections viscéro-cutanées (Métaméries thoraco-abdominales. Leurs relations avec l'acupuncture et l'auriculothérapie), Giornate Austro-Franco-Italiane di Agopuntura ed Auricoloterapia, 1974, Edizioni Minerva Medica, Torino, 1975.
30. JARRICOT H.: Über einige Demonstrationen zur Objektivierung der neurophysiologischen Wirkungsweise der Akupunktur, Kongreßbericht 1975, Verl. H. Egermann, 1976.
31. JENKER F. L., KROPEJ H.: Über die Wirkung der Akupunktur mit der Kopfnadel – Versuch zur Objektivierung, Kongreßbericht 1975, Verl. H. Egermann, 1976.

32 Jobin J. P.: La rhumatologie et l'acupuncture, Giornate Austro-Franco-Italiane di Agopuntura ed Auricoloterapia, 1974, Edizioni Minerva Medica, Torino 1975.
33 Kalcher G.: Normalisierung des Blut-Calciumspiegels mittels Ohr-Akupunktur, Kongreßbericht 1975, Verl. H. Egermann, 1976.
34 Kalcher G.: Akupunktur bei peripheren Durchblutungsstörungen, Kongreßbericht 1975, Verl. H. Egermann, 1976.
35 Kothbauer O.: Filmbesprechung über die Euterzitzenoperation unter Akupunktur-Analgesie, Kongreßbericht 1975, Verl. H. Egermann, 1976.
36 König G.: Ohrakupunktur, Österr. Ärztezeitung, Heft 18, 1973.
37 König G., Wancura I.: Einführung in die chinesische Ohrakupunktur, Verl. Haug, Heidelberg, 1973.
38 König G., Wancura I.: Neue chinesische Akupunktur, Verl. Maudrich, Wien–München–Bern, 1975.
39 Kothbauer O.: Über die Analgesierung einer Euterzitze des Rindes mittels Akupunktur, Österr. Ärztezeitung, Heft 18, 1973.
40 Kristen H. und Czurda R.: Die Akupunktur in der Orthopädie, Österr. Ärztezeitung, Heft 18, 1973.
41 Kropej H.: Die Akupunktur im Bereich von Hals, Nase und Ohr, Österr. Ärztezeitung, Heft 18, 1973.
42 Krötlinger M.: Akupunktur in der Allgemeinpraxis, Kongreßbericht 1975, Verl. H. Egermann, 1976. Detto: Blutbildveränderungen nach Akupunktur.
43 Kubista E., Altmann P., Kucera H., Rudelstorfer B.: Die Wirkung der Elektroakupunktur auf den Verschlußapparat der weiblichen Harnröhre bei Inkontinenz, Kongreßbericht 1975, Verl. H. Egermann, 1976.
44 Kubista E., Kucera H. und Eiselmayr G.: Verkürzung der Geburtsdauer durch Akupunkturvorbereitung, Österr. Ärztezeitung, Heft 18, 1973.
45 Kubista E., Kucera H., Müller-Tyl E.: Wehenauslösung am schwangeren Uterus durch Elektroakupunktur, Kongreßbericht 1975, H. Egermann, 1976.
46 Kubista E., Kucera H., Rocca L.: Acupuncture in obstetrics and gynecology, Giornate Austro-Franco-Italiane di Agopuntura ed Auricoloterapia, 1974, Edizioni Minerva Medica, Torino, 1975.
47 Lehrnbecher W.: A biophysical model of the initial effects of acupuncture, Giornate Austro-Franco-Italiane di Agopuntura ed Auricoloterapia, 1974, Edizioni Minerva Medica, Torino, 1975.
48 Litschauer J.: Akupunktur und Moxibustion, Verl. Pflaum, München, 1974.
49 Müller G.: Erfahrungen mit der Akupunktur bei tumorkranken Patienten, Österr. Ärztezeitung, Heft 18, 1973.
50 Nogier P. F. M.: Lehrbuch der Auriculotherapie, Verl. Maisonneuve, 1969.
51 Nogier P.: L'auriculothérapie, Giornate Austro-Franco-Italiane di Agopuntura ed Auricoloterapia, 1974, Edizioni Minerva Medica, Torino, 1975.
52 Nogier P.: Übereinstimmung der Grenzzonen der Ohrmuschel mit der Körperoberfläche, Kongreßbericht 1975, Verl. H. Egermann, 1976.
53 Pauser G., Benzer H., Thoma H.: „Akupunktur-Analgesie" – klinische und experimentelle Ergebnisse der Wiener Schule, Kongreßbericht 1975, Verl. H. Egermann, 1976.
54 Pesante M.: L'energia elletrica in terapia ed analgesia agopunturale, Giornate Austro-Franco-Italiane di Agopuntura ed auricoloterapia, 1974, Edizioni Minerva Medica, Torino, 1975.
55 Petricek E.: Möglichkeiten der Akupunktur in der Zahnheilkunde, Österr. Ärztezeitung, Heft 18, 1973.
56 Petricek-Scheufler E.: Akupunktur in der Zahnheilkunde, Kongreßbericht 1975, Verl. H. Egermann, 1976.
57 Petricek E., Trauschke W.: Akupunkturanalgesie im Zahnbereich, Giornate Austro-Franco-Italiane di Agopuntura ed Auricoloterapia, 1974, Edizioni Minerva Medica, Torino, 1975.
58 von Puttkamer.: Organbeeinflussungen durch Massage, Verl. Haug, 1947.
59 Rabischong P.: Considérations neuro-physiologiques sur la réflexothérapie par acupuncture, Giornate Austro-Franco-Italiane di Agopuntura ed Auricoloterapia, 1974, Edizioni Minerva Medica, Torino, 1975.
60 Rentoul J.: Pathogener Wirkungseffekt vor einem rein symptomatischen Therapieerfolg der Akupunktur – Die Behandlung eines schweren Falles von Pemphigus Erythematosis, Kongreßbericht 1975, Verl. H. Egermann, 1976.
61 Richter Josef A.: Erfahrungen mit der kombinierten Elektro-Akupunktur-Analgesie bei 200 herzchirurgischen Eingriffen, Kongreßbericht 1975, Verl. H. Egermann, 1976.
62 Riederer P., Trenk H., Werner H., Birkmayer W., Bischko J., Rett A., Krisper H.: Manipulation von Neurotransmittern durch Akupunktur (?), Kongreßbericht 1975, Verl. H. Egermann, 1976.
63 Rocca L.: Analgesia agopunturale e chirurgia generale, Giornate Austro-Franco-Italiane di Agopuntura ed Auricoloterapia, 1974, Edizioni Minerva Medica, Torino, 1975.
64 Rocca L.: Klinische Bilanz von 500 Fällen der Akupunktur-Analgesie in der Allgemeinchirurgie, HNO, Gynäkologie und Zahnheilkunde, Kongreßbericht 1975, Verl. H. Egermann, 1976.
65 Rocca L., Giroldi P.: Agopuntura e sordità, Giornate Austro-Franco-Italiane di Agopuntura ed Auricoloterapia, 1974, Torino, 1975.
66 Rocca L., Re G., Borgogno V., Chan J.: L'analgesia agopunturale nelle extrazioni dentarie, Giornate Austro-Franco-Italiane di Agopuntura ed Auricoloterapia, 1974, Edizioni Minerva Medica, Torino, 1975.
67 Rogora G. A., Morelli R., Sagcchetti E., Figoli D.: Einige hämatichemische Veränderungen im Verlauf von Akupunktur: Vorläufige Mitteilung, Kongreßbericht 1975, Verl. H. Egermann, 1976.
68 Rosenberger F.: Die Akupunkturbehandlung der Dystrophia Sudeck, Kongreßbericht 1975, Verl. H. Egermann, 1976.

69 SCHNORRENBERGER C. C.: Klassische Akupunktur Chinas, Verl. Hippokrates, Stuttgart, 1974.
70 SALLER K.: Experimentelle Untersuchungen zur Akupunktur, Die Heilkunst, Heft 8, 1953.
71 SOLERO C.: Analgesia agopunturale in otorinolaringoiatria, Giornate Austro-Franco-Italiane di Agopuntura ed Auricoloterapia, 1974, Edizioni Minerva Medica, Torino, 1975.
72 TENK H.: Welche Möglichkeiten bietet die Akupunktur der Kinderheilkunde?, Kongreßbericht 1975, Verl. H. Egermann, 1976.
73 TRAUSCHKE W.: Acupuncture in surgical medicin, Giornate Austro-Franco-Italiane di Agopuntura ed Auricoloterapia, 1974, Edizioni Minerva Medica, Torino, 1975.
74 TRAUSCHKE W.: Akupunkturanalgesie mit Ketaminunterstützung, Kongreßbericht 1975, Verl. H. Egermann, 1976.
75 WANCURA I.: Das Schmerzphänomen und die Akupunktur, Österr. Ärztezeitung, Heft 18, 1973.
76 WARREN F. Z.: Ohrakupunktur in den Vereinigten Staaten, Kongreßbericht 1975, Verl. H. Egermann, 1976.
77 ZEITLER H.: Schädelakupunktur der Wiener Schule, Kongreßbericht 1975, Verl. H. Egermann, 1976.
78 ZULLA H.: Akupunktur in Einzeldarstellungen, Verl. Haug, Heidelberg, 1974.

NEUE CHINESISCHE AKUPUNKTUR

LEHRBUCH UND ATLAS MIT NATURWISSENSCHAFTLICHEN ERKLÄRUNGEN

von

G. KÖNIG und **I. WANCURA**

unter Mitarbeit von **F. HAWLIK**

301 Seiten mit 130 Abbildungen und 50 Skizzen, Preis DM/sfr 98.—, öS 680.—.

Das Standardwerk **Zhen Jiu Xue Wei Gua Tu Shuo Ming** erschien in Original-Auflagen von Hunderttausenden Exemplaren und nun erstmals in deutscher Sprache.

110 neugefundene Punkte (Neu-P.)
171 Punkte außerhalb der Meridiane (PaM)

361 Meridianpunkte mit ihrer zum Teil neuen Lage
18 Punkte der Handakupunktur

Die Autoren haben die Übersetzung so bearbeitet, daß die chinesischen Standardtafeln übersichtlich und dem Leser verständlich nahegebracht werden. **Text und dazugehöriger Bildausschnitt** ist auf je einer Doppelseite so angeordnet, daß beide gleichzeitig und mit einem Blick erfaßt werden können. Damit entfällt so das zeitraubende Nachschlagen in einem eigenen Bildteil. Statt der schwer merkbaren und in verwirrender Unterschiedlichkeit geschriebenen chinesischen Punktenamen haben sie alle Abkürzungen der Punkte nach der im deutschen Sprachraum üblichen BACHMANNschen Nummerierung geordnet und die Nummern der chinesischen Tafeln (sie entsprechen weitgehend der anglo-amerikanischen Nomenklatur) jeweils in Klammer gesetzt; Skizzen und Tabellen machen die Unterschiede deutlich, um Mißverständnisse zu vermeiden. Sie verfaßten ein **ausführliches, alphabetisch geordnetes Indikationsverzeichnis** und fertigten 17 Skizzen zum raschen Auffinden der Punkte an, kennzeichneten die 60 wichtigsten, bzw. jene in China am meisten verwendeten Punkte, um das Erlernen der modernen chinesischen Akupunktur und die Orientierung an den Standardtafeln zu erleichtern. Da die bei uns bisher vorwiegend geübte sogenannte „französische Akupunktur" mit Gold- und Silbernadeln in China heute nur in Sonderfällen angewendet wird, haben sie eine Anleitung der zur Zeit am häufigsten üblichen **chinesischen Behandlungstechnik** angeschlossen.

In einer eigenen theoretischen Studie haben sie die Eigenart der chinesischen Denk- und Betrachtungsweise kurz besprochen und versucht — zum Teil erstmals — die grundsätzlichen Phänomene der Akupunktur klinisch und physiologischen, experimentell gesicherten Erkenntnissen gegenüberzustellen. Nicht mit eventuell anzweifelbaren eigenen Experimenten, sondern mit bereits anerkannten naturwissenschaftlichen Erkenntnissen hoffen sie, für einen Teil der „traditionellen chinesischen Medizin" eine Erklärungsmöglichkeit ohne Mystik zur Diskussion stellen zu können.

Während die traditionelle Akupunktur Diagnose und Punkteauswahl nach **ihren** klassischen Regeln erstellt, lehnt sich die moderne chinesische Akupunktur an die — auch der westlichen Medizin — wohlbekannte Tatsache an, daß ein Reiz (Nadelung, Wärme, Massage, Hautquaddel, u. a.) in unmittelbarer Nähe der erkrankten Stelle („locus dolendi"-Stechen), oder im Segment der Erkrankung (Segmenttherapie) wirksam ist. An bestimmten Punkten, eben den Akupunkturpunkten, ist ein Reiz wirkungsvoller als an irgendeiner Hautstelle.

Die Diagnosestellung für eine Akupunkturbehandlung erfolgt entsprechend der **modernen** Medizin auch in China heute meist auf Grund der klinischen Symptomatik. Die Auswahl der zu nadelnden Punkte richtet sich nach einem Indikationsverzeichnis, das die auf alter empirischer Erfahrung beruhenden wirkungsvollen Punkte zusammenfaßt. In besonderen Fällen, z. B. bei Störungen der „Energieverteilung" (wir würden sagen bei vegetativen Dysregulationen) werden weiterhin die klassischen traditionellen Regeln angewandt. Das Literaturverzeichnis umfaßt über 600 Arbeiten.

VERLAG WILHELM MAUDRICH, WIEN–MÜNCHEN–BERN

PUNKTE UND REGELN DER NEUEN CHINESISCHEN AKUPUNKTUR

von

G. KÖNIG und **I. WANCURA**

8 Seiten Text, 4 Tafeln 38 × 54 cm in Fünffarbendruck, kartoniert,
Preis: DM/sfr 70.—, öS 490.—.

Der Einbau der Akupunktur in die moderne Medizin führte in China in Spitälern und Ambulanzen zunehmend zur Anwendung von wenigen aber besonders wirksamen Punkten und einfachen Regeln, die eine Art Basiswissen für die Anwendung der Akupunktur darstellen.

Die Anwendung der Akupunktur erfolgt — in diesem zahlenmäßig größten Volk der Welt — aus praktischen Überlegungen:

Die Akupunktur ist kostensparend und fast ohne Nebenwirkungen, sie ist erfolgreich:

Bei richtiger Indikation
bei richtiger Lokalisation der Punkte
bei Nadelung, die ein De Qi Gefühl auslöst

bei wenigen aber sorgfältig ausgewählten Punkten

Übersichtliche Zeichnungen und die handliche Größe ermöglichen die Anwendung der Tafeln als Nachschlagewerk oder auch als Wandtafeln und stellen ein wertvolles Hilfsmittel zur praktischen und erfolgreichen Anwendung der Akupunktur dar.

Ein sinnvolles System der Meridiane und ihrer Beziehung zueinander wird durch die Farbgebung ausgedrückt. Warme Farbtöne: Yang-Farben, kalte Farbtöne: Yin-Farben, strichlierte Meridiane an der Hand, ausgezogene Meridiane am Fuß beginnend oder endend. Gleiche Meridianfarbe an Hand und Fuß entspricht der Regel der Meridian-Paare, Meridianfarben gleicher Helligkeit lassen die „gekoppelten" Meridiane erkennen.

Oft wird die Ansicht vertreten: Je älter eine medizinische Methode ist, mit desto mehr Berechtigung kann sie angewendet werden. Oder: Je jünger sie ist, desto mehr entspricht sie dem medizinischen Fortschritt. Aber weder alt noch jung sind die entscheidenden Kriterien für die Güte oder Richtigkeit einer Methode, sondern nur ihre exakte Überprüfung und Zweckmäßigkeit sollte ausschlaggebend sein. Diese Tafeln sollen diese Prüfung ermöglichen, um damit festzustellen, ob und wann die Akupunktur wirksam ist.

In Vorbereitung:

PRAXIS DER NEUEN CHINESISCHEN AKUPUNKTUR

in 2 Bänden

von

G. KÖNIG und **I. WANCURA**

Die persönlichen Erfahrungen eines eineinhalbjährigen Akupunkturstudiums in der V. R. China.

VERLAG WILHELM MAUDRICH, WIEN–MÜNCHEN–BERN

WANDTAFEL DER TRADITIONELLEN AKUPUNKTURREGELN

von

G. KÖNIG und **I. WANCURA**

Format 58 × 100 cm. Preis DM/sfr 35.—, öS 250.—, Fünffarbendruck.

Die Tafel beinhaltet: Behandlungsangaben zur Herstellung des „YIN-YANG" Gleichgewichts (der Reaktionslage) durch **allgemein wirksame** Punkte, also die Behandlung der „Wurzeln" der Krankheit. Behandlung nach den Symptomen und nach dem Ort der Erkrankung mit den **lokal wirksamen** Punkten, die sogen. „Zweige" der Krankheit.

Feststellen der Reaktionslage des Kranken, bzw. der Krankheit (Yin-Yang) durch:

- A 1) Tabelle der Symptome
- A 2) Schema der chinesischen Pulsdiagnose
- A 3) einfache Punktewahl für jeden Körperquadranten
- A 4) Behandlungsbeispiele

Für folgende Regeln sind die Meridianpunkte und ihre Behandlung (tonisieren-sedieren) groß und übersichtlich auch auf Entfernung erkennbar angeführt:

- A 5) Mutter-Sohn Regel
- A 6) Mittag-Mitternacht-Regel
- A 7) Ehemann-Ehefrau Regel
- A 8) Grand Piqure Regel
- A 9) Meridian-Paar Regel
- A 10) gekoppelte Meridian Regel

In einem übersichtlichen Schema sind der sogenannte „Energiekreislauf" in den Meridianen und die Punkte für Tonisieren und Sedieren sowie die Lo- und Kardinalpunkte ablesbar und mit ihrer ungefähren anatomischen Lage an Händen und Füßen dargestellt.

Darüber hinaus sind die Regeln der gekoppelten Meridiane und der Meridian-Paare (der Grundlage der Fünf-Elementen-Lehre) am Dermatomschema des Embryo aufzufinden; es besteht eine cranio-caudale Gliederung und Anordnung der Meridiane und so ist auch eine Merkhilfe auf naturwissenschaftlicher Basis möglich.

B 1) Prinzipien der Punktewahl entsprechend dem Erkrankungsort
B 2) Nadeln um den Erkrankungsort
B 3) Nadeln jener Meridiane, die durch oder über den Erkrankungsort ziehen (an bes. wirksamen Meridianpunkten auch **fern** des Erkrankungsortes).

Beispiel für den Gebrauch der Tafel: Ischialgie, entlang der Rückseite der unteren Extremität (also dem Blasenmeridian entsprechend). Ergibt sich nach der Symptomatik (Tab. A 1) und oder dem chinesischen Puls (Tab. A 2) eine Yang-(Fülle) Symptomatik, so können von der Wandtafel bei „B" (Blasen-Meridian) unterhalb des Zeichens für Yang (Fülle) folgende Punkte und ihre Behandlung (tonisieren, bzw. sedieren) abgelesen und für die Behandlung in Betracht gezogen werden:

- B 58 sedieren (Regel der gekoppelten Meridiane)
- B 62 Dü 7 sedieren (Regel der Meridian-Paare)
- B 65, N 2 sedieren (nach Mutter-Sohn-Regel)
- Lu 9 tonisieren (nach Mittag-Mitternacht-Regel)
- 3E 3 tonisieren (nach Ehemann-Ehefrau-Regel)
- Lu 7 tonisieren (nach Grand Piqure-Regel) Kontralaterel

Neben diesen allgemein wirksamen Punkten können nach den ebenfalls angeführten lokalen Regeln weitere Behandlungsmöglichkeiten gefunden und für den Einzelfall selbst ausgewählt werden (Gruppen-Lo-Punkte, Punkte für den Körperquadranten u. a.).

Diese Wandtafel kann nicht Bücher ersetzen oder alle Regeln bringen, aber sie stellt eine große Hilfe dar für die praktische Anwendung dieser alten und so lange empirisch bewährten Regeln in der täglichen Praxis.

VERLAG WILHELM MAUDRICH, WIEN–MÜNCHEN–BERN